Stataを使って
やさしく解説

医療統計、データ解析しながら

いつの
間にか

基本が
身につく本

著 道端伸明
麻生将太郎
藤雄木亨真

羊土社
YODOSHA

序

　臨床研究をしたいと思ったときに，まず何を勉強しますか．統計，疫学，研究デザイン，統計ソフトの使い方でしょうか？　いずれも大切です．これらを学ぶために，多くの書籍やセミナーなどがあります．インターネット書店で"統計"と検索すると，数万冊の書籍があります．"医療統計学"に限定しても，数百冊の書籍があります．学会発表や抄読会で論文を読むと，聞いたこともない統計解析手法が多くあるので，それらを網羅した書籍を買いたくなります．しかし，実際手にとると，情報量が多く，用語が難解で，全部を読むには心が折れてしまいます．逆に，目の前の臨床研究を行うためだけの最低限の知識を学ぶために簡単な書籍を選ぶと，かみ砕かれていて内容はわかる気はするけれども，いざ実際自分で解析しようとすると，どうしたらいいかがわかりません．つまり，臨床研究をはじめる医療従事者にとって，知識と実践を同時に学びたいという要望に応えたちょうどよいレベルのセミナーや書籍はこれまでなかなかありませんでした．初学者の頃に同じ思いをした著者たちが，医療従事者の臨床研究のための統計学に目的を絞ったセミナーを開催したところ，予想以上の大きな反響をいただきました．本書では，このセミナーの内容を系統的に再現したことに加えて，セミナー内では説明しきれなかったことや，関連するコラムを付しています．著者は全員医療従事者であり，実際に臨床医療現場での経験を積みながら臨床研究にかかわるようになった経歴をもっています．そのため，臨床研究を行うにあたり，どこがわからず，どこでつまづきやすいのかが経験上わかっています．

　本書では，枝葉のような内容は大胆に省き，初学者がまず臨床研究の解析をするために必要な統計学や解析手法の知識を整理し，実際に統計ソフトを使った解析ができるようになることを目標にしています．全体像をつかんでもらうために，統計手法の理論の説明においては，数式などは極力省いています．裏で行われている細かい計算方法を知らなくても，はじめは問題ありません．数式アレルギーで，いつまでも統計の勉強が進まないよりも，全体の概略を理解することの方が重要です．そのため，臨床研究をはじめるのにあたって，最低限身につけるべき臨床疫学，生物統計の知識に絞っています．ぜひ，最初から最後まで順番に読み，実践してください．読みおわる頃には，臨床研究で行う定番の解析を理解して実行し，学会発表や論文執筆の準備ができるようになると思います．さらに，読前よりも論文の内容を理解して読むことができ，臨床研究で何をしたらよいかがわかるようになるはずです．

　本書は，講義編・実践編の2部構成です．講義編では，臨床研究の流れや，仮説検定の考え方などを解説しています．講義編で臨床研究の全体像をつかんでください．次に，実践編では各種統計解析を学び，実際に解析を行っていただきます．サンプルデー

タを用いて課題を解析しながら，統計解析を学べるように構成しています．サンプルデータは，臨床現場や論文でよく遭遇する2群比較の研究をもとに作成しています．統計解析はStataという統計ソフトを使って行います．キーボードを使ったコマンド入力，マウスを使ったクリック操作の両方に対応したStataは，はじめて統計解析を行う人にとって，秀逸なソフトです（もちろん，上級者にとっても素晴らしいソフトです）．コンピューターが苦手な方にとっても，シンプルかつわかりやすい解析が行えます．Stataは30日間，無料評価版を利用することができます（第5章参照）．実践編の課題に沿って解析すると，臨床研究を行うのに必要な最低限の統計解析手法を習得することができるようになり，pp31～33に示した学会発表で使用するような図や表が書けるようになるはずです．

　本書の最大の目的は，読者の皆さまの臨床研究への不安やハードルを取り除き，実際に手を動かして臨床研究をできるようにすることです．それでは，早速一緒に臨床研究の勉強をはじめましょう．

　2021年8月吉日

道端伸明，麻生将太郎，藤雄木亨真

医療統計、
データ解析しながらいつの間にか基本が身につく本
Stataを使ってやさしく解説

目次

講義編

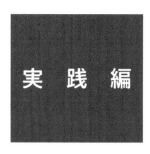

実　践　編

本書は第1刷発行時のStataバージョン17.0に基づいて記載していますが，
バージョン18.0においてもすべてのコマンドが本書記載の通り動くことを確
認済みです（2024年2月 第2刷発行時 追記）.

サンプルデータ ダウンロードのご案内

　本書の**実践編**の 課題 では，サンプルデータを使用し，解説に沿って実際に統計解析を行うことができます（詳細は第5章をご覧ください）.

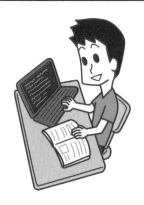

　サンプルデータは下記の方法でダウンロードいただけます.

1 右の QR コードを読み取ってください
羊土社ホームページ内
[書籍・雑誌購入特典 利用・登録] ページに移動します

下記URL入力または「羊土社」で検索して
羊土社ホームページのトップページからもアクセスいただけます
https://www.yodosha.co.jp/

2 **書籍・雑誌購入特典等の利用・登録** 欄に下記コードをご入力ください

コード： **cwa** - **auol** - **gmts** ※すべて半角アルファベット小文字

3 **本書特典ページへのリンクが表示されます**

※ 羊土社会員の登録が必要です. 2回目以降のご利用の際はコード入力は不要です
※ 羊土社会員の詳細につきましては，羊土社HPをご覧ください
※ 付録特典サービスは，予告なく休止または中止することがございます
　本サービスの提供情報は羊土社HPをご参照ください

4 **ダウンロードデータについて**

ダウンロードしたzipファイルを展開すると，
「sample.csv」「sample.do」「sample.dta」の3ファイルがあります.
各章の解説に沿ってご使用ください.

医療統計、
データ解析しながら
いつの間にか
基本が身につく本

Stata を使ってやさしく解説

講義編

実践編

講義編を読む前に

　　F先生はS中央総合病院に勤めています．やる気に満ち溢れる初期研修医2年目です．ある日，突然，部長であるM先生からこんなことを言われました．

 部長M先生　「F先生，1年後にハワイで行われる国際学会に演題を出してみませんか？感染症Aに対して，標準治療より，治療Xを追加した方が治療効果がよい気がするのです．その結果をまとめて，学会で発表してみませんか？3カ月後が抄録の締切です．どうですか？」

 初期研修医F先生　「ハワイ！行きたいです．やってみます！！」

 M先生　「では，5年目のA先生が臨床研究を何度も経験しているので，相談してくださいね．学会発表だけじゃダメだよ．必ず論文投稿もしてくださいね」

 F先生　「A先生〜〜，かくかくしかじかで，臨床研究をやることになったんです．どうしたらいいですか？」

 A先生　「いいねー．一緒に頑張ろう．まずは，研究のPECOを考えてみよう」

 F先生　「………」（ペコ？？ペコ太郎？？日本語か？よくわからないな…困ったな）

 A先生　「そして，研究計画ができたら，倫理委員会に倫理審査を依頼して，カルテからデータを収集しようね．調べたい結果をどう示すか，どの情報が必要かをよく考えてからデータ収集しようね」

 F先生　「え…はい……」（どの情報が必要？意味がわからないな）

 A先生　「大丈夫？研究のゴールがイメージできているかな？論文にでてくるような図や表をイメージできる？」

 F先生　「あ….いえ…….頑張ります」

　さて，F先生は，勢いで臨床研究，学会発表をやることになってしまいました．家に帰ってから，"学会発表，抄録，統計" とGoogleで検索をしてみました．すると，約700万件がヒットしました．いくつかサイトを見てみたものの，どうしたらいいかわかりません．

　翌日，F先生はA先生にどんよりした顔で相談に行きます．

F先生　「A先生，すみません．ネットでとりあえず検索したのですが，まず何をしていいかもわかりません」

A先生　「今はさまざまな媒体にたくさんの情報があるよね．でも，最初はなかなか自分のレベルや自分の領域にあった資料を探すのは大変だよね．この本の講義編（第1〜4章）を読んでごらん．これは，臨床研究の初学者向けに行われたセミナーが本になっているので，とても入りやすいと思うよ．これを読んで，まずは，PECOを書きだして全体像を，頭で整理してみよう！」

F先生　「ありがとうございます」

　F先生は少し本をめくってみます．

F先生　「この本わかりやすいですねえ．僕の知りたいレベルにあっている気がします」

第1章　私たちは，なぜ臨床研究をするのか？

Point

- 臨床研究は日々の疑問を解決する手段
- 臨床研究は現場の医療従事者こそ行うべき

1　臨床研究とは？

　私たち医療従事者が医療現場で働いているとさまざまな疑問が浮かびます．例えば，ある病気にはガイドラインで治療薬Aが推奨されているとしましょう（職種によっては治療ではなく，リハビリテーションやナーシングケアの例を考えてみてください）．しかし，実際の患者さんには腎機能障害があり，治療薬Aの副作用が心配で「ガイドライン通りには使いにくい」状況はよく遭遇します．ここで疑問が生まれます．副作用のある治療薬Aを通常通り使用した方がよいのでしょうか，それともガイドラインでは推奨されていないが副作用の少ない治療薬Bを選択した方がよいのでしょうか．あるいは，治療薬Aを通常よりも減量するという選択肢もあるかもしれません．

　治療の方針に悩んだとき，どうしたらよいでしょうか．教科書や文献で調べるのもよい方法です．その治療に詳しい専門の先生に尋ねてみる（エキスパートオピニオン）のも1つの方法です．しかし，教科書や最新の文献でも，エキスパートオピニオンでも答えがないことは，しばしばあります．

　医療現場でのこうした疑問はほかにも考えられます．ある消化器疾患の術後の患者さんに食事を開始したいとします．固形食の開始は，どのタイミングで，何を基準にしたらよいのでしょうか．教育や働き方といった例でもよいでしょう．ある難しい手技の教育方法として指導者がマンツーマンで教える方がよいのでしょうか．それとも，ビデオ教材を使って指導した方がよいのでしょうか．看護師の勤務体系として二交代制と三交代制でどちらが看護師の精神的ストレスが減るのでしょうか．どちらの勤務体系でも患者さんのアウトカムには影響はないのでしょうか．

　新しい薬剤の開発，難病の病因解明など，先人たちの絶え間ない努力により，医学は確実に進歩しています．しかし，一方で先にあげた例のように臨床現場には，まだまだ未解

決の疑問・課題が山積みです.

　今日，あなたが臨床現場で気がついた疑問は，世界中の医療従事者の共通の疑問かもしれません. 医学の進歩には，これら大小にかかわらず1つ1つの疑問の解決が必須です. その疑問を解決する方法が臨床研究なのです.

2 現場の医療従事者こそ臨床研究を！

　臨床研究は，誰がするのでしょうか. もちろん臨床研究を専門にしている研究者はいます. しかし，医療現場で実際に生じる重要な疑問や解決しなければいけない課題は，実際の医療従事者でなければ気がつきません. この臨床上の疑問のことをクリニカルクエスチョン（clinical question：CQ）とよびます. 臨床研究で最も重要なことは，よいクリニカルクエスチョンを見つけることです. よいクリニカルクエスチョンは，研究室のなかだけでは出てきません. 現場の医療従事者こそ臨床研究を行うべきなのです.

　臨床研究は，クリニカルクエスチョンを研究テーマ（リサーチクエスチョン，research question：RQ）に落とし込むことからはじまります. リサーチクエスチョンを明確にし，研究デザインを正しく立てることが重要です. このように質の高い臨床研究を計画し完成させるためには，押さえておくべき知識やポイントがあります. 第2章で，臨床研究の流れを整理しましょう.

3 臨床研究で必要な統計〜生物統計学〜

　臨床研究と聞くと「統計」を思い浮かべる方も多いでしょう. 実際に臨床研究において統計学は重要な役割を担っています. ただし，統計学を用いたデータ解析・分析は臨床研究のステップの1つにすぎず，臨床研究を行うためにはリサーチクエスチョンを明確にし，よい研究デザイン（研究計画）を立てることのほかにも重要なことがあります.

　統計学のなかでもわれわれ医療従事者が扱う統計学は，生物統計学とよばれます. 臨床研究には**表1-1**に示すような特徴があります. これらに対応するため生物統計学が必要になります. 次に臨床研究の特徴について例をあげ説明していきます. ただし，ここは，少し込み入った内容なので，おおまかな特徴を把握する程度で十分です.

表1-1　臨床研究の特徴

① データ収集に限界がある，観測が難しい（あるいはそもそも不可能）要因の影響がある
② 個体差だけでなく，その個体が属するグループの影響がある
③ 時間の要因が重要
④ 倫理的な問題がある

1) データの収集に限界がある・観測が難しい（あるいは，そもそも不可能）要因の影響

データの収集に現実的な限界があることもあります．例えば，とても稀で1施設に年間数例しか入院しない疾患の研究を試みても，データ収集だけで数年が必要です．検査結果や身長・体重などは測定の誤差（測定誤差とよびます），入力ミス，入力忘れによる外れ値・欠損値などの問題もあります．また，費用面でも制限があります．例えば，新型ウイルスのためのPCR検査を利用した研究を考えると，PCR検査1件につき数万円の費用が必要です．しかし，研究費には限りがあり，研究のために行う検査費用は限界があります．

また，研究データに影響を及ぼす要因であっても観測が難しいこともあります．健康状態は毎日食べている食事にも影響されますが，食事のすべてを事細かく観測記録することは難しいです．社会経済状況（social economic status：SES）も臨床研究では重要な因子の1つですが，患者個々人の年収を正確に把握することは困難でしょう．さらに，観測が不可能な要因もあります．例えば，未知のウイルスに感染していても，未知であるがゆえに感染していることすら気がつかれません．また，何らかのウイルスに感染しているとわかっても調べる方法は確立していません．ほかにも頭部MRIの画像所見もMRIを置いている病院ならば撮影可能ですが，MRIのない病院や患者の状態が悪いためにMRIを撮影することができないこともあるでしょう．

2) 個体差だけでなく，その個体が属するグループの影響

例えば，A病院とB病院に入院した患者が同じ手術を受けたとしましょう．しかし，A病院とB病院はスタッフの数も経験も使用している手術設備も違います．このように，個体差（患者の重症度の差）だけでなく，病院といった患者が属するグループの影響も考慮する必要があります．

3) 時間の要因

臨床研究では，例えば病気を発症し，手術療法を受けて回復し退院したというように時間の要因が重要になります．また，同じ薬をくり返し飲んだりする影響を考える必要があります．例えば病気を発症し，手術療法を受けて回復し退院するような経過を考えてみましょう．手術療法を受けて3日で回復し退院した場合と手術療法後の回復に3カ月かかって退院した場合，時間の要因を考慮しなければどちらも無事に回復退院できたという扱いになります．一方で，手術療法の効果は3日以内に効果が表れるとすると，3日で回復退院と3カ月で回復退院は大きく意味合いが異なります．また，薬の効果を調べる研究では，薬を1回だけ飲んだのか，長い期間にくり返し飲んでいたのかも区別することもあります．もちろん薬の内服とアウトカムの時間的な前後関係にも注意が必要になります．

4）倫理的な問題

　　新たな薬剤の効果の判定には，新薬使用群と未使用（コントロール）群の2群でランダム化比較試験を行うことが多いです．一方，すでに有効性が確認されている薬剤が臨床現場で使用されている場合は，コントロール群の患者は治療を受けないことになるため，倫理的に許されません．

　　臨床研究のこれらの特徴をふまえ，研究デザインや生物統計学が用いられています．生物統計学は，日々発展している学問分野です．医療従事者が臨床研究を行う場合，生物統計学の隅々まで熟知・精通することは困難です．生物統計学者に相談できるだけの基本的な知識を身につけ，相談することが大切です．

▓ **参考文献**

1 ）Wissing DR & Timm D：Statistics for the nonstatistician: Part I. South Med J, 105：126–130, 2012

第2章 臨床研究はどう行う？
CQから統計解析・論文作成まで

Point
- 臨床研究のおおまかな流れを理解する
- 研究をはじめる前（データを集める前）に研究計画を立てる
- 学会発表で満足せず，論文を作成しましょう

臨床研究の流れ

　それでは臨床研究が実際にどのように行われるのかみていきましょう．図2-1に臨床研究の全体像を示しています．クリニカルクエスチョン（CQ）からはじまって，文献検索，リサーチクエスチョン（RQ）の設定，研究計画書の作成，データ収集，データクリーニング・統計解析，そして最後に論文作成という流れになっています．それでは順番に各ステップをみていきましょう．

1）CQからRQを設定する

　第1章でも少し説明しましたが，臨床研究で大切なのはクリニカルクエスチョン，つまり研究のネタです．このクリニカルクエスチョンは臨床現場で働く医療従事者にしか思いつけない重要な部分です．世界中の医療従事者が疑問に思っていることに回答を与えるような研究ができれば最高です．

　しかし，例えば，「新規治療Xは本当に効くのか？」というクリニカルクエスチョンだけでは研究はできません．クリニカルクエスチョンを研究できる形に落とし込むために重要な作業が，

「クリニカルクエスチョンをリサーチクエスチョンに変換する」

という作業です．

　そのためにまず大切なことは**文献（論文）検索**です．医療は日々進歩しています．教科書やガイドラインに載っていないようなクリニカルクエスチョンへの回答がすでに論文と

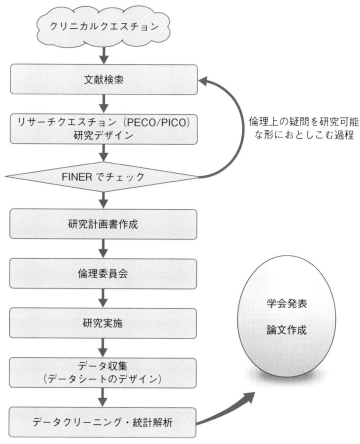

図 2-1　臨床研究の流れ

して発表されているかもしれません．文献検索をしっかり行って，すでに実施済みの研究をしないようにする必要があります．

　文献検索で明らかにすることは，「何がこれまでにわかっていて，何がまだわかっていないのか」ということです．すでに1つの論文が発表されているからといって，クリニカルクエスチョンが解決されたとは言えません．1つ1つの研究には必ず限界（limitation）があるからです．例えば，対象としている患者さんの人種や重症度は研究ごとに違います．1つの研究で明らかにできることはごく限られた範囲のことなのです．

　文献検索も臨床研究では重要なスキルの1つです（さらに知りたい方はこの章末に紹介した参考文献をご覧ください）．文献検索を行って明らかにしたい疑問がはっきりしたら，リサーチクエスチョンを立てます．リサーチクエスチョンの構造（PECO）やその評価方法（FINER）は第3章で詳しく説明します．

　文献検索をしてリサーチクエスチョンを立て，FINERチェックリストで評価し，問題があれば，再び文献検索に戻り，リサーチクエスチョンを立て直してFINERチェックリストで再評価します．適切なリサーチクエスチョンが完成したら，いよいよ次の研究計画書の作成に移ります．

2) 研究計画書の作成

　臨床研究の初学者はすぐにデータ収集からはじめようとしたり，もしくはすでに集めてしまったデータをどう処理・解析するかを考えはじめたりしがちです．これではよい臨床研究は行えません．目的・目標もなく無計画に集めたデータからは，臨床的に有意義なデータを生み出すことはできないからです．必要な情報が足りないまま解析したり，たまたま集めたデータから有意差がでるまで検定をくり返し，偶然に有意差がついた結果を発表することになってしまい問題が大きいです．**実際にデータを集めはじめる前に研究計画書を作成する**ことが大切です．研究計画書には，論文と同じように研究の目的，研究方法，収集する項目（データ），そして統計解析方法も記載します．ランダム化比較試験のような前向き研究では，サンプルサイズ（どれくらいの症例数が必要か）をあらかじめ見積もることもあります．また予定通り研究が進まない場合にはどのように対応するかもあらかじめ考えておく方がよいでしょう．ここで作成した研究計画書は，倫理委員会に提出する倫理申請にも利用できます．倫理委員会は，第三者がさまざまな角度から研究計画を評価するとても重要なステップです．ここで思いもよらなかった落とし穴に気づき研究計画を改善できることもあります．また最近では，大学だけでなく病院やクリニックなどで行うほぼすべての研究で倫理審査は必須とされています．手続きのしかたは各施設で異なりますので，自施設で確認するようにしましょう．

3) 研究の実施・データ収集

　ここまで十分に準備をすれば，ようやく研究の実施に移ることができます．後は，十分に練られた研究計画書に従って研究を遂行するだけです．

　データ収集をはじめる前に重要なことは十分に**データシートのデザインを考える**ことです．収集したばかりで何も加工していないデータのことを生データとよびます．生データには，ほぼ必ず，欠損値（未回答），表記の乱れ（同じ意味でも，"男"，"男性"，"おとこ"などと回答により複数の記載がある），記載ミス・外れ値（例：身長30cmや，身長が1.7mのはずが170mの記載），回答同士の論理矛盾（例：男性と回答しているのに，妊娠中など）が生じます．このようなことが起きないように，データをどのように収集するのか（Webアンケートのように電子的に収集するのかなど），どのソフトを使用するのか（エクセル・ファイルメーカーなど），回答はどのように記載してもらうのかなどの事前計画が大切です．表記乱れや外れ値を防ぐ具体的な方法としては，性別は自由記載ではなく択一式とする，単位ミスをしにくいデータ収集の方法を工夫する（Webアンケートなど電子的に収集するならば，外れ値が入力されたらアラートを出すなど）といった対策があります．生データを加工し，これらの問題を解決しデータ解析に使えるデータに整えていく作業を**データクリーニング**とよびます．データクリーニングの基本は，第15章で解説しています．

4）統計解析から論文作成まで

　　データ収集が終わり，データクリーニングを行い，統計解析でデータをまとめたら，ようやく結果をまとめて学会発表あるいは論文作成になります．

　　本書はこの臨床研究の一部である統計解析にフォーカスをあてています．この後，第5章以降の実践編で詳細を学んでいきましょう．

　　医療現場で働く医療従事者のなかでは臨床研究を行う動きが盛んになってきています．しかし，残念なことに学会発表で終わりとなっていることがとても多いです．学会発表は重要ですが，私たちの最初の目的を思い出してください．世界中の医療従事者が疑問に思っていることを1つずつ明らかにすることが私たちの臨床研究をはじめる目的でした．学会発表だけでは，研究成果は世の中に残りません．これもまた大変なステップになりますが，ぜひ研究成果を論文にして世に出していきましょう．頑張って作成した1つの論文が世のなかを変える卵の1つになるのです．　自分で考えた疑問から医療の新たな標準ができるかもしれません．ぜひ，**論文を投稿するまでを目標**にしてください．

■ **参考文献**

1）「必ずアクセプトされる医学英語論文完全攻略50の鉄則」（康永秀生/著），金原出版，2016
2）「必ず読めるようになる医学英語論文究極の検索術×読解術」（康永秀生/著），金原出版，2021

第**3**章　その臨床研究は実施可能？
PECO と FINER

Point
- よい研究案を考えるために PECO/FINER を駆使しよう
- 文献検索が大事

1　PECO/FINERとは？

　　第2章では臨床研究の流れを確認しました．本章ではリサーチクエスチョンの構造（PECO）とリサーチクエスチョンが正しく立てられたかをチェックするチェックリスト（FINER）を確認しましょう．

1）リサーチクエスチョンの構造（PECO）

　　PECO は PICO と言うこともあります．**表3-1**のようにリサーチクエスチョンの骨格になる構成要素の頭文字をあらわしています．本書ではさらに一行追加して，研究デザインを意識することを勧めます．

■P：Patients/People（患者・対象者）
　　どんな臨床研究もどのような集団に対して行うのかが重要です．研究の対象となる集団を明確にします．

表3-1　リサーチクエスチョンの構造

P	Patients/People	：患者・対象者
E/I	Exposure/Intervention	：曝露/介入
C	Control	：コントロール
O	Outcome	：アウトカム

+
研究デザイン

■ E/I：Exposure/Intervention（曝露 / 介入）
■ C：Control（コントロール）

E/IとCは対の概念なので一緒に説明します．臨床研究には対象においてどのような因子の特徴があるか（性別では男性に多い，年齢では高齢者に多い，など）を調べる記述研究と，治療などの効果を調べる研究があります．治療などの効果を調べる研究では，例えば，ある関心のある薬剤を使用する群（曝露群・介入群）と使用しない群（コントロール群を比較することになります．

memo 介入群と曝露群

介入群は通常は研究者が意図的に介入する場合（薬剤や手術などの治療が多い）に使う用語ですが，曝露群は，喫煙や飲酒をしているなど，注目している因子がすでにある群に使用される用語です．

■ O：Outcome（アウトカム）

臨床研究では，研究の計画段階から，しっかりアウトカム（研究で目的とする結果）を明確にすることが必要です．一般的にアウトカムは，例えば，死亡や合併症の発症など臨床的な意義が高く，はっきりと測定できるもの（ハードアウトカムといいます）が推奨されます．主要アウトカムが発症する頻度が少なく，研究の症例数不足が予想される場合には主要アウトカムの代替として発症数が比較的多く見込める代替アウトカムや，主要アウトカム以外に臨床的に関心のあるアウトカムを副次アウトカムに設定することもあります．例えば，死亡を主要アウトカムと設定した場合，入院期間や入院後の合併症発症の有無が副次的アウトカムになりえます．

■ ＋研究デザイン

PECOを考えながら，同時にどのような研究デザインで行うのかを決定します．本書では詳細は省きますが，観察研究であれば記述研究，症例対照研究，コホート研究，介入研究であればランダム化比較試験などさまざまな研究手法が考えられます．

リサーチクエスチョンは，このようにPECO＋研究デザインを明確にして，他の人にも簡潔に提示できるようになることが重要です．

2) リサーチクエスチョンの評価方法（FINER）

FINERは**表3-2**のように，先に立てたリサーチクエスチョンの評価方法です．チェックリストと考えるとよいでしょう．

表3-2　FINER評価項目（チェックリスト）

F	Feasibility	：実行可能か？
I	Interesting	：医学的に興味深いか？
N	Novel	：新しいか？
E	Ethical	：倫理的か？
R	Relevant	：患者にとって切実か？

■Feasibility（実行可能か？）

　本当に実現可能である研究計画を立てることが重要です．はじめてリサーチクエスチョンを考えると，たいてい壮大な研究を考えてしまいます．日本の救急患者全体を対象とした研究や，非常に稀な疾患を何百人も集めた研究などです．1つの研究で明らかにできることは，少しでよいのです．限られた対象のなかでも，臨床家が疑問に思った仮説（リサーチクエスチョン）を1つ1つ明らかにすることが重要です．具体的には，自施設の過去のカルテをレビューすれば必要な情報は十分に集められるのか，死亡などをアウトカムとした研究では，統計検定に必要な十分な数のアウトカムが集められるのか，前向き研究を行うならば，患者さんが実際に協力してくれそうなのか，といったことです．研究費が獲得できて，より規模の大きな研究を行う場合には，資金は足りるか，研究に協力してくれるスタッフはいるかなども重要です．ランダム化比較試験のような研究ではサンプルサイズ計算をして最低必要な対象者数を見積もっておくことで実現可能か評価できます．

■Interesting（医学的に興味深いか？）

　リサーチクエスチョンは本当に重要な研究課題かどうか，ということです．あなただけでなく，世の中の大勢の臨床家が本当に必要としている情報を検証することが重要です．

■Novel（新しいか？）

　文献を調べても同様の論文がなく，これまで実施されていない研究を行うことが重要です．新規性ともいいます．論文のIntroductionには，何がわかっていて，何がわかっていないかが記載されています．新規性があるかどうかは事前に十分に論文検索をし，論文を読み込む必要があります．

　また，すでに結論が出ている研究をくり返すことは，患者・対象者に負担をかけるだけで何も生み出しません．これは，次のEthical，Relevantの観点からも重要です．

■Ethical（倫理的か？）

　臨床研究をはじめたばかりのときには倫理的な観点を軽視しがちです．倫理審査と聞くと面倒だと思ってしまうかもしれません．しかし，研究全般で倫理はとても重要です．倫理は，さまざまな立場から考え，当事者・研究者だけではどうしても抜け落ちてしまう視点からの指摘もあります．倫理委員会でさまざまな立場の委員から意見をもらうのは，研究を安全に実行するためのステップです．

　研究のために，本来の治療とは別に侵襲のある検査や処置を追加したり，アンケート調査で個人情報を取得したりするようなことも倫理的な問題になります．

■Relevant（患者にとって切実か？）

　Relevantかどうかというのは，少しわかりにくい評価項目かもしれません．Interestingは研究者にとって興味深い内容かどうかですが，Relevantは患者・対象者・社会にとって重要な研究課題かどうか？という観点です．例えば，新しい降圧薬の研究で，研究者としてはどれくらい血圧を下げられるのかに関心があるかもしれませんが，医療費が安かったり，副作用が少なかったりする，といった観点の方が患者にとって切実な課題です．

FINERを1つ1つチェックしていくことで，よりよいリサーチクエスチョンに修正され
ていきます．FINERをチェックするためにも文献検索が重要です．

2 | PECO/FINERの具体例

では，PECO（PICO）/FINERの具体例を見てみましょう．

① 胃がんの家族歴のある人のピロリ菌除菌の効果[1]

ピロリ菌感染と胃がんの家族歴は胃がんのリスク因子です．しかし，ピロリ菌の除菌が，
胃がんの家族歴の人に対して胃がんを減らせるかはわかっていません．胃がんの家族歴が
ある人に対するピロリ菌の除菌が胃がんを減らせるか調べます．

P ：胃がんの家族歴がある人
E/I：ピロリ菌の除菌
C ：ピロリ菌の除菌なし
O ：胃がんの発生

F ：後ろ向きコホート研究でも前向きコホート研究でもランダム化比較試験でも可能
I ：リスク群同士を比較しており，臨床家にとって興味がある
N ：胃がんの家族歴がある人に対するピロリ菌の除菌が効果があるかは研究が行われて
　　　いないため新規性がある
E ：ランダム化比較試験で行う場合は，コントロール群に割り付けられると胃がんを発
　　　生しやすくなる恐れがある
R ：胃がんが発生しやすい人にとってリスクを抑えられることは切実な問題

---

② 多枝病変の心筋梗塞の非責任病変に対する経皮的冠動脈形成術の効果[2]

多枝病変の心筋梗塞の責任病変に対する経皮的冠動脈形成術（PCI）は心血管死亡や心
筋梗塞の発症を減らします．しかし，非責任病変に対するPCIの効果はわかっていません．
このため，非責任病変に対するPCIが心血管死亡や心筋梗塞を減らすかという複合アウト
カム（これら複数のアウトカムのうち1つでも起きればアウトカムと考える）を調べます．

P ：多枝病変の心筋梗塞患者
E/I：責任病変と非責任病変に対するPCI
C ：責任病変のみにPCI
O ：心血管死亡と心筋梗塞の複合アウトカム

F：後ろ向き研究で可能である

I ：非責任病変についての研究は少ないので興味深い

N：多枝病変の心筋梗塞患者の非責任病変に対するPCIの効果はわかっていないため新
　　規性がある

E：後ろ向き研究であれば個人情報に注意すれば問題ない

R：心血管死亡や心筋梗塞を減らせることは患者にとって切実な問題

③無症状の大動脈弁狭窄症に対する手術の効果[3]

　　無症状の重症大動脈弁狭窄症の適切な手術時期はよくわかっていません．無症状の重症
大動脈弁狭窄症の手術の時期について調べます．

P　：無症状で重症な大動脈弁狭窄症の患者

E/I：診断から2カ月以内の手術

C　：保存療法

O　：30日以内の死亡と心血管死亡

F：後ろ向きコホート研究で可能

I ：大動脈弁狭窄症の手術時期については不明なので興味深い

N：大動脈弁狭窄症の手術時期の研究はなく，新規性がある

E：後ろ向きコホート研究であれば，個人情報に注意すれば問題ない

R：手術時期を逃してしまうと死亡する可能性があるので切実

④ 妊娠中におけるRSウイルスワクチンの新生児に対する効果[4]

　　新生児のRSウイルス感染は重篤な下気道感染症の原因となります．このため，妊娠中の
母体にRSウイルスワクチンを接種することで，新生児のRSウイルス感染が減少するかを
検討します．

P　：新生児

E/I：母体にRSウイルスワクチン接種

C　：母体にRSウイルスワクチン接種なし

O　：生後90日以内の重症な低酸素血症を伴うRSウイルスによる下気道感染症

F：母体にRSウイルスワクチンを接種することは現在，行われていないので，ランダム
　　化比較試験か前向きコホート研究なら実施可能

I ：RSウイルス感染を予防できることは興味深い

N：母体のワクチン接種でRSウイルス感染の予防効果を評価するのは新規性がある

E：ランダム化比較試験か前向きコホート研究ではコントロール群，介入群のどちらに
　　割り当てられても問題になる可能性がある

R：重症な下気道感染の発生を防げることは医療者にとっても患者にとっても切実な問題

⑤ 帝王切開における臍帯クランプ時期と母体の貧血 [5]

　　経腟分娩では臍帯クランプは分娩後30〜60秒後以降が推奨されています．しかし，帝王切開の臍帯クランプの時期については不明です．帝王切開の臍帯クランプの時期について調べます．

P　：37週以降の予定帝王切開を受けた患者

E/I：分娩後60秒以降に臍帯クランプ

C　：分娩直後に臍帯クランプ

O　：母体の術前と術後1日目のヘモグロビンの差

F　：分娩後の臍帯クランプの時間を測定していないため，前向きコホート研究かランダム化比較試験なら可能

I　：経腟分娩と帝王切開では同じ結果でない可能性があるため興味深い

N　：帝王切開の臍帯クランプの時期の研究はなく新規性がある

E　：介入群かコントロール群で不利益を被る可能性がある

R　：分娩後の貧血は母体にとっては切実

■ 参考文献

1 ）Choi IJ, et al：Family History of Gastric Cancer and Helicobacter pylori Treatment. N Engl J Med, 382：427-436, 2020

2 ）Mehta SR, et al：Complete Revascularization with Multivessel PCI for Myocardial Infarction. N Engl J Med, 381：1411-1421, 2019

3 ）Kang DH, et al：Early Surgery or Conservative Care for Asymptomatic Aortic Stenosis. N Engl J Med, 382：111-119, 2020

4 ）Madhi SA, et al：Respiratory Syncytial Virus Vaccination during Pregnancy and Effects in Infants. N Engl J Med, 383：426-439, 2020

5 ）Purisch SE, et al：Effect of Delayed vs Immediate Umbilical Cord Clamping on Maternal Blood Loss in Term Cesarean Delivery: A Randomized Clinical Trial. JAMA, 322：1869-1876, 2019

第4章 仮説検定とは
P値と信頼区間

Point
- 統計ソフトを使いこなすために最低限必要な用語と知識を整理しましょう
- P値と信頼区間を理解しよう

1　仮説検定とは？

　「感染症Aで入院した全患者を対象として，標準治療と新規治療Xを比較した場合，入院中の死亡に差があるかどうか？」というリサーチクエスチョンを例に考えてみましょう．死亡割合に差があるかどうかはどのように確かめるのでしょうか？単に死亡割合が低ければ，優れていると言ってよいのでしょうか？統計ソフトでP値が0.05未満ならば治療に効果の差があったと言えるのでしょうか？

　このように，物事に違いがあるかどうかを確かめるのが仮説検定という作業になります．

1) 正しいことの証明は難しい

　さて，仮説を証明する際に，"間違っている"仮説を「仮説が間違っている」と証明することは簡単です．1つでもよいので間違っている事例を示せばよいのです．

　例えば，

　仮説「太陽は必ず西から昇る」

　を否定したければ，一度でも太陽が東から昇る事実が確認できればよいのです．

　しかし，

　仮説「太陽は必ず東から昇る」

　という"正しい"仮説を「仮説が正しい」と証明しようとすると大変です．1年間毎日，太陽が東から昇ることを確認しても，仮説が正しいとは言えません．確認後に一度でも西から昇ってしまうと，仮説が間違っていることになるからです．

2) 反証主義

そこで, 「反証主義」を用います. 難しい言葉が出てきてしまいましたが, 統計学的な仮説検定のために必要な考え方です.

反証主義の手順を以下にまとめました.

①「証明したいこと」を設定する

②「証明したいことは**間違っている**」という仮説を立てる（帰無仮説を立てる）

③ 統計学的に「証明したいことは**間違っている**」ということが起こりにくいことを示す

④（統計学的に）帰無仮説が間違っている（可能性が高い）

⑤ 帰無仮説を棄却

⑥「証明したいこと」が（統計学的に）正しい（と考えられる）

②で立てた仮説は, 棄却されれば「証明したいこと」が正しいと考えられます. この仮説のことを**帰無仮説**といいます. 証明したい仮説とは反対で, この仮説を無に帰したいから帰無仮説です. 仮説（Hypothesis）の頭文字と, 帰無（0）になることから H0 と記載することが多いです.

今回のリサーチクエスチョンで具体的に考えてみましょう

①「新規治療Xは標準治療と比較して効果がある」と証明したい

②「新規治療Xは標準治療と効果に差がない」※と仮説を立てる（帰無仮説）

③「新規治療Xは標準治療**と効果に差がない**」ことが起きる確率は低い

④（統計学的に）帰無仮説が間違っている（可能性が高い）

⑤ 帰無仮説を棄却

⑥「新規治療Xは標準治療よりも効果がある」が統計学的に言える

※ 厳密には「効果がある」の帰無仮説は, 「効果がない」となりますが, ここで「効果に差がない」とするのは, 一般的に, 仮説検定で使用する統計学では両側検定といい（後述）, どちら側にも差がある（＝良い効果がある場合と悪い効果がある場合）両方を検定するためです.

では, どのくらい確率が低ければ帰無仮説が間違っていると判断できるのでしょうか. これを考えるのに貴重な「P値」「信頼区間」について解説していきます.

2 | *P*値とは？

*P*値の定義は次の通りです.

帰無仮説が正しい場合に, 多数回仮説検定を実施したとき, 間違って帰無仮説を棄却する割合のこと

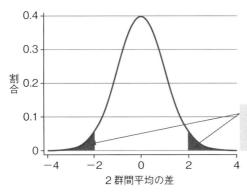

平均 0, 標準偏差（SD）1 の正規分布で
±1.96≒2SD より外側を示すこの赤色部分が
両側をあわせ全体の 5 ％

図4-1　両側検定の考え方

　　P値は，"正しい"仮説を検定する際，くり返し検定したとき，間違って仮説を棄却してしまう割合のことです．P値のPは確率を意味する probability の略語です．一般的に，P値は両側検定で 5 ％水準を使います．具体的な例では帰無仮説の「新規治療 X は標準治療と効果に差がない」かどうかを 100 回検定をした場合に検定が間違っていること（"差がある"と判断すること）が **5 回未満という基準**です．両側検定というのは，帰無仮説は「効果に差がない」と仮定しているので，効果が良い方向と悪い方向の場合の両側があります．それぞれ片側 2.5 ％ずつで合わせて両側 5 ％とするということです．前節の仮説検定の場合では，5 ％よりも低い確率で起きる事象は稀なので，「帰無仮説が間違っている」＝「帰無仮説を否定」して，もともとの「証明したいこと」が正しいとする考え方です（**図4-1**）．
　　また，次のように P 値は誤解されやすいので注意が必要です．

　"P値が 5 ％未満で，統計学的に有意差があるから，臨床的にも意味がある"
　これは，**間違い**で，統計学的な有意差と臨床的な意味とは別に考える必要があります．

　　サンプル数が莫大になれば，臨床的に少しの差でも統計学的有意差が出てしまうことはよくあります．例えば，1 万人の臨床研究で治療薬 S を使うと血圧を平均 1 mmHg 有意に低下することがわかったとします．これは統計学的に有意差はありますが，血圧を 1 mmHg 下げても臨床的な意味はほとんどありません．別の例として，入院期間を有意に 1 日短くしたという結果が出たときに，もともとの入院期間が 3 日なのか，1 カ月なのかでその臨床的意義はだいぶ変わってきます．結果が臨床的に意味ある値と判断できるようになることもとても大切です．

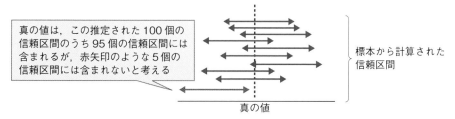

真の値は，この推定された100個の
信頼区間のうち95個の信頼区間には
含まれるが，赤矢印のような5個の
信頼区間には含まれないと考える

標本から計算された
信頼区間

真の値

図4-2　信頼区間のイメージ

3 信頼区間とは？

信頼区間の定義は次の通りです．

> 信頼区間とは真の値を含むと考えられる値の範囲です．一般的に95％信頼区間を用い
> ます．観測されたデータから統計解析で信頼区間を求めるという手法を多数回実施した
> 場合，真の値がその信頼区間に存在する回数の割合が95％ということを意味します．

つまり100回同じ研究をして信頼区間を求めた場合にそれぞれ求めた信頼区間に真の値
が入っていた回数がほぼ95回になるということです（**図4-2**）．

**最近は，P値よりも信頼区間の記載が重要とされています．サンプル数が少ない研究で
は信頼区間は幅広くなります．**

P値も信頼区間も定義が回りくどく，とてもわかりにくいと思いますが，これは正しく
理解するためには大切なことです．私たちには，帰無仮説が本当に間違っているかどうか
は知りえませんが，事実は当たっているか間違っているかのどちらかしかありえません．
また，真の値は，私たちには知りえませんが，事実は真の値が，信頼区間に入っているの
か，いないのかのどちらかしかありません．そのため，95％の確率で仮説が正しいと言う
人がいますが，これは間違いで，正確に定義するためにどうしても回りくどい表現を使う
ことになります．

■ **参考文献**

1）Goodman SN：Toward evidence-based medical statistics. 1: The P value fallacy. Ann Intern Med, 130：995-1004, 1999

実践編をはじめる前に

　講義編を読みおえたF先生は，感染症Aに対して従来法と新規治療Xを行った1,000人分の患者のデータ（患者背景，成績）を解析するため，この研究のPECO（PICO）を考えてみました．

 F先生　「この研究のPECOは表の通りです」

P	感染症Aで入院した患者
E/I	新規治療X
C	標準治療
O	在院死亡，90日死亡，在院日数

 A先生　「いいね．この研究に必要な解析手法はわかるかな？」

 F先生　「全然，わかりません」

 A先生　「そうか．患者背景や治療成績を比較するために，比較する2群間で統計検定をすればいいんだよ．まずは"E/I：新規治療X群"と"C：標準治療群"で患者背景を比較して，その後，アウトカムである在院死亡，90日死亡と，在院日数を比較しよう．おそらく新規治療X群と標準治療群で患者背景が違うだろうから，患者背景を揃えるためにも多変量解析が必要だね」

 F先生　「はい．カイ二乗検定とかt検定とか名前は知っていますが，どういうときに使うかは忘れてしまいましたし，どうやって解析したらいいかもわかりません．多変量解析なんて全くわかりません」

 A先生　「そうだよね．では，この研究に適切な解析を，統計ソフトの実践を通して学ぼう．臨床研究に必要な課題を挙げてみたよ（p34参照）．順にこなしていけば，この研究に必要な解析手法ができるようになるはずだよ．統計ソフトはたくさんあるので，特徴に合わせて，自分の好みのものを買うといいよ．今回は，Stataという統計ソフト使ってみようか」

 F先生　「わかりました．ありがとうございます！がんばります」

　　F先生はA先生に与えられえた課題を順にこなし，1カ月後，次の抄録と図表を完成さ
せ，無事演題を応募できました．
　　さて，どのような課題をこなしたのでしょう．課題一覧はp34でみていきましょう．

F先生の行った研究の抄録と図表

【目的】　感染症Aに対して，標準治療と比べて新規治療Xの効果を評価することを目的とした．

【方法】　電子カルテを用いて後方視的に検討した．2018年1月から2018年12月までに感染症Aで
入院し，治療を受けた患者を対象とした．主要アウトカムを死亡（在院死亡，90日死亡），
副次アウトカムを在院日数とし，標準治療群と新規治療X群に分け，2群間で比較した．在
院死亡はカイ次乗検定とLogistic回帰分析，90日死亡は生存時間分析（Cox回帰），在院日
数はWilcoxonの順位和検定と重回帰分析で解析した．背景因子は性別，年齢，BMI，検
査値，既往歴，内服薬の有無とした．両側検定でP値< 0.05を有意とした．

【結果】　対象患者は1,000人（新規治療X群543人，標準治療群457人）であった．
在院死亡率はカイ二乗検定では有意差は認めなかった（新規治療X群12％［64人］vs. 標
準治療群16％［73人］，P = 0.06）．在院日数（中央値［四分位範囲］）は，Wilcoxonの順
位和検定で有意差を認めなかった（新規治療X群　8［3-10］日 vs. 標準治療群7［3-11］日，
P = 0.49）．
一方，Logistic回帰分析では，標準治療と比較し，新規治療Xは在院死亡の減少と関連し
ていた（オッズ比0.57，95％信頼区間0.38-0.84，P = 0.005）．Cox回帰では，標準治療
と比べて，新規治療Xは90日死亡の減少と関連していた（ハザード比0.64，95％信頼区
間0.47-0.85，P = 0.003）．重回帰分析では，標準治療と比較し新規治療Xは在院日数の短
縮と関連していた（差0.6日，95％信頼区間0.1-1.11，P = 0.02）．

【結語】　新規治療Xは標準治療と比較し，死亡率の低下，在院日数の短縮と関連していた．感染症
Aに対する新規治療Xは有効である可能性が示唆された．

表a　感染症Aにおける標準治療と新規治療Xの患者背景

	標準治療 (n = 457)		新規治療X (n = 543)		全体 (n = 1,000)		P値
	n	%	n	%	n	%	
性別							0.02
男	191	41.8	268	49.4	459	45.9	
女	266	58.2	275	50.6	541	54.1	
年齢区分							0.004
20-39歳	133	29.1	110	20.3	243	24.3	
40-59歳	157	34.4	185	34.1	342	34.2	
60-79歳	111	24.3	172	31.7	283	28.3	
80歳以上	56	12.3	76	14.0	132	13.2	
体重（kg），平均値（標準偏差）	57.4 (17.2)		59.8 (17.8)		58.7 (17.5)		0.04
身長（cm），平均値（標準偏差）	164.5 (8.7)		165.4 (8.6)		165.0 (8.6)		0.12
Body Mass Index							0.15
<18.5	108	23.6	111	20.4	219	21.9	
18.5-24.9	230	50.3	262	48.3	492	49.2	
≧25	119	26.0	170	31.3	289	28.9	
併存疾患							
糖尿病あり（人）	105	23.0	143	26.3	248	24.8	0.22
内服薬あり（人）	18	3.9	27	5.0	45	4.5	0.43
入院時採血結果							
白血球（×10²/μL），平均値（標準偏差）	129 (54.0)		133 (51.1)		131 (52.5)		0.17
CRP（mg/L），平均値（標準偏差）	7.86 (1.6)		8.11 (1.5)		8.00 (1.6)		0.01

表b　標準治療と新規治療Xの在院日数（Wilcoxonの順位和検定）と死亡率（カイ二乗検定）の比較 ［単変量解析］

	標準治療 (n=457)	新規治療X (n=543)	計 (n=1,000)	P値
死亡，人(%)	73(16)	64(12)	137(14)	0.06
在院日数（日），中央値（4分位範囲）	8(3-10)	7(3-11)	7(3-10)	0.49

表c　在院死亡に対するLogistic回帰分析 ［多変量解析］

治療	在院死亡		P値
	オッズ比	95%信頼区間	
標準治療	Reference		
新規治療X	0.57	0.38-0.84	0.005

Reference，基準

表 d 在院日数に対する重回帰分析 ［多変量解析］

治療	在院日数		P値
	β係数	95%信頼区間	
標準治療	Reference		
新規治療 X	− 0.6	− 1.1-− 0.1	0.02

Reference，基準

表 e 90 日死亡に対する生存時間分析 （Cox 回帰） ［多変量解析］

治療	90日死亡		P値
	ハザード比	95%信頼区間	
標準治療	Reference		
新規治療 X	0.64	0.47-0.85	0.003

Reference，基準

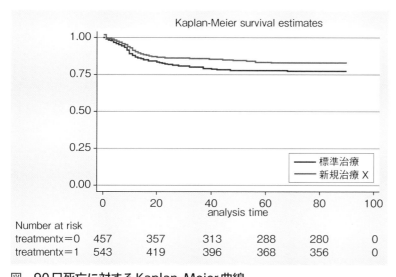

図 90 日死亡に対する Kaplan-Meier 曲線

F先生が，A先生に与えられ，こなした課題は以下の通りです．この課題をこなしていけば，F先生が書いたような抄録，表，図がかけるようになっているはずです．では，これらを自分で作成できることを目標に，F先生の研究データをサンプルデータとして実践編を進めていきましょう．

課題一覧

1	変数一覧を確認する	第5章
2	データを閲覧する	
3	全患者の男女それぞれの割合を確認する（度数分布表）	第7章
4	全患者のBMIカテゴリごとの割合を確認する（度数分布表）	
5	全患者のCRP値をグラフ（ヒストグラム）にして，全体像を確認する	
6	全患者のCRP値をグラフ（箱ひげ図）にして，全体像を確認する	
7	全患者の身長と体重の関係を確認する（散布図）	
8	全患者の男女それぞれの代表値（割合）を確認する	第8章
9	全患者のBMIカテゴリごとの代表値（割合）を確認する	
10	全患者のCRP値（正規分布）の代表値（平均・標準偏差）を確認する	
11	全患者の在院日数（非正規分布）の代表値（中央値・四分位範囲）を確認する	
12	新規治療Xと標準治療の男女の割合の差を検定する	第9章
13	新規治療Xと標準治療のCRP値の差を検定する（Studentのt検定）	第10章
14	新規治療Xと標準治療の在院日数の差を検定する（Wilcoxonの順位和検定）	
15	BMIカテゴリ（3群）で，総コレステロール値の差を検定する（ANOVA）	第11章
16	BMIカテゴリ（3群）で，在院日数の差を検定する（Kruskal-Wallis検定）	
17	重回帰分析で調整変数を調整した新規治療Xと在院日数の関連を調べる	第12章
18	Logistic回帰分析で新規治療Xと在院死亡の関連を調べる	第13章
19	生存時間分析で新規治療Xと90日死亡の関連を調べる	第14章
20	CSVファイルを読み込む	第15章
21	性別，身長，体重の変数を文字列から数値に変更する	
22	性別の変数を数値から文字列に変更する	
23	性別の変数を使って，femaleという新しい変数を作成する	
24	身長「height」と体重「weight」からbmi2という新しい変数を作成する	
25	生年月日の文字列変数「dtbirthstr」から数値の変数「birthday」を新しく作成する	
26	変数「bmi2」を削除する	
27	同一行の複数の変数のなかで最大値を特定し，その値を新たな変数とする	
28	解析結果を記録する	
29	コマンドを保存する	

実践編の構成

実践編は次のような構成で解説していきます.

Point

各章のポイントです.
ここで概略を理解しましょう.

基本的な説明（統計手法）

なるべく数式等を用いず，検定手法を説明しています．いつ使い，どのように解釈ができるかを中心に説明します.

課題　課題

この後の解析の課題を提示します．課題ごとに**コマンド入力**，**クリック操作**，**結果の解釈**を示します.

コマンド入力

各章の課題の解析のコマンド入力方法を例示します．キーボードからのコマンド入力に慣れる前は，クリック操作での解析の方がスムーズに進みますので，慣れる前であれば次の「クリック操作」を先にやりましょう．慣れてくると，クリック操作ではなくコマンド入力の方がやりやすくなるはずなので，本書ではコマンド入力を先に示しています.

クリック操作

Stataはコマンド入力で行う同じ操作をクリック操作でできます．手順通りに進めれば，コマンド入力後と必ず同じ結果がでます.

結果の解釈

ほとんどの統計ソフトは学会発表で必要な値，論文に載せる値だけを表示してくれるわけではありません．出力される大量の結果のどこをみて，どう解釈するべきなのかを説明します.

注意　本書は2021年7月現在，Stataの最新版であるバージョン17に基づいて記載しています．本書に記載されているスクリプトや実行画面のイメージなどはあくまでも特定の設定に基づいた環境で再現される一例です．お使いのパソコンの仕様やStataの設定によっては，本書の記載通りに動作しない場合，操作できない場合もありますので，ご了承ください．動作設定などに関するご質問にはお答えしかねますので，ソフトの製造販売元や代理店へお問い合わせください.

第5章 Stataの概要

⌐Point
- 統計解析ソフトを正しく使い，再現性のある研究を行う
- Stataはマウス操作，キーボード操作のどちらを中心にしても解析が行える
- キーボードを使ったコマンド入力は基本の形を理解すれば，さほど難しいものではない

1 統計解析ソフトを使う前に知っておくべきこと

1) 表計算ソフトと統計解析ソフトの違い

　　Microsoft Excel，Google Spreadsheetsなどを表計算ソフトといいます．Excelでも統計解析ができると思っている読者は多いと思います．実際，カイ二乗検定など古典的な統計解析はExcelの関数だけで実施することも可能です．しかし，表計算ソフトの最大の欠点は，さまざまな解析を行う履歴が残らず，解析を振り返ることが難しいことです．また，Logistic回帰分析に代表される多変量解析などの少し応用的な統計解析には限界があります．

　　表計算ソフトの一番の強みは，**データを収集する際のフォーム作成**です．データ入力する際に，さまざまな制限を設定することができます．例えば，入力できる値の上限値・下限値の設定や，値をプルダウン形式で選択させるようにして，決まった値以外が入力されないようにすることも可能です．また集計表の作成も，表計算ソフトが便利です．なお，データの収集には，データベースソフトが使われることも多いです．具体的には，Microsoft AccessやClaris FileMakerなどがあげられます．データベースソフトは，膨大なデータの管理，抽出，並べ替えなどに主に利用されます．

　　統計ソフトには，JMP，R，SAS，SPSS，Stataなどがあります．データ収集を行うこともできますが，基本的には収集済みのデータを読み込むことが前提で，**統計解析に特化**しています．**表5-1**に代表的な統計ソフトとその特徴をまとめました．統計解析を行うには，統計解析ソフトを扱える必要がありますが，**統計解析ソフトを使えることと統計解析を理解していることとは別の能力**になります．統計解析ソフトを使いこなすためには，実際に

表5-1 各種統計解析ソフトの比較

	Excel*1	JMP	R	SAS	SPSS	Stata
価格	安価	高価	無料	高価	高価	やや安価
インストールのしやすさ	◎	◎	△	×	◎	◎
Windows/Mac 両方可	◎	◎	◎	Windowsのみ	◎	◎
主にマウス操作（クリック操作）*2	◎	◎	△	×	◎	○
主にキーボード操作（コマンド入力）*2	△	×	◎	◎	△	◎
基本的な統計解析（カイ二乗検定, t検定など）	△	◎	◎	◎	◎	◎
多変量解析	△	◎	◎	◎	◎	◎
解析履歴を残せる	×	◎	◎	◎	△	◎
ユーザー作成パッケージが利用可*3	△	×	◎	◎	×	◎
日本語環境	◎	○	△	○	◎	◎
情報（本・Web）が入手しやすい	◎	△	◎	○	○	△

◎：問題なくできる, ○：ある程度できる, △：知識がないとできない, ×：できない
＊1 Excelは厳密には統計ソフトではないが，広く使われているため，ここでは併記しました.
＊2 主にマウス操作で解析するソフトと，主にキーボード操作で解析するソフトがあります（**図5-1**参照）.
＊3 標準で組み込まれていない最新の解析手法などを一般のユーザーが作成したファイルを公表しています. そのファイルをパッケージと呼びます.

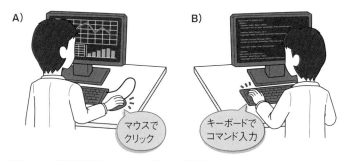

図5-1 統計解析ソフトの2つの操作方法
キーボード中心のソフトの方が一般的に難易度は高いです. 自分の能力に合わせて，選択しましょう. 統計ソフトはあくまでツールです. 無理をせず，使いやすいソフトを選びましょう.

使用して習熟することが一番の近道です. ただ，大抵のソフトは高価であり，簡単に購入は決められません. またそれぞれ一長一短があるため，一概にこのソフトがお勧めとは言えません. 期間限定の無料トライアル版も存在するので，実際に利用してみることをお勧めいたします.

2）各種統計解析ソフトの特徴

Ⅰ）Excel

Microsoft社の開発した表計算ソフトで，統計解析ソフトではありません. しかし，データを集積し，簡単な統計解析ができるため使用されることが多いです. 利点は，パソコン購入時にすでにインストールされていることが多く，OSを気にすることなく使用可能であり，ユーザーにとっては敷居が低いことです. また，書籍も多数販売されており学びやす

いです．欠点は，操作が煩雑な点，記録が残らない点です．例えば，カイ二乗検定を行う場合，データを集計し，まずクロス集計表を作成します．カイ二乗検定のコマンドをキーボードで入力し，解析する範囲や条件をキーボードとマウスで入力する手順を踏む必要があります．また，アドインソフトをインストールすれば，多変量解析はできますが，統計解析を行うには非常に限定的で，高度な解析には向きません．

II） JMP

SAS社が開発した統計初学者向けの統計解析ソフトです．基本的にマウス操作で解析を行います．利点は，ユーザーインタフェースが直感的でわかりやすく結果も可視化されるため初学者には敷居が低いです．欠点は，キーボードによるコマンド入力ができず，細かい指定が難しいことと，個人購入するには高価なことです．

III） R

無料の統計解析ソフトです．世界中で使用され，ユーザーが多いです．キーボード操作（コマンド入力）が基本で，マウス操作だけでは解析できません．コマンド入力などが苦手な初学者向けに，マウスで操作可能なEZRという拡張パッケージも存在します．利点は無料であること，統計パッケージの拡張ができるため最新の解析が可能であること，グラフがきれいに作成できることです．欠点は，R言語とよばれるプログラミング言語のコマンド入力がメインになるため，パソコン操作に長けている人が行うには問題ありませんが，周囲に指導者がいない環境ではじめて使う統計解析ソフトとしてはハードルが高い点です．また海外で開発されたため，日本語をうまく読み込めないことがあります．

IV） SAS

統計解析ソフトのスタンダードです．最近は，教育・学習目的の使用を対象とした無料版も提供されています．利点は，解析速度が速く，多くの統計専門家も使用しているため，さまざまな解析を詳細な指定をして行える点です．欠点は，無料版のインストールが非常に煩雑であること，キーボード操作でしか解析できないことなど，初学者には敷居が高い点です．

V） SPSS

インストールは容易で，マウスで操作することが可能なため，初学者にとっては敷居が低く扱いやすいです．多変量解析も可能で，一通りの統計解析を行うには十分です．欠点は，価格が高価なことです．基本統計パッケージだけでは行えることも制限されているため，いくつかのオプションパッケージの購入が必要となることが多いです．途中からのカスタマイズも難しく解析速度も他と比べると劣ります．

VI） Stata

計量経済学の分野でさかんに使用されている統計解析ソフトです．インストールは簡単です．操作はキーボードを使ったコマンド入力が基本ですが，マウスでも操作が可能です．ヘルプ機能が充実し，コマンドがシンプルでわかりやすいです．無料でカスタマイズがし

やすく，統計パッケージの拡張ができるため，最新の解析も行えます．また，他のソフトと比べるとやや安価です．しかし，本邦の医療分野での認知度が低いことが欠点です．

　　本書では，Stataが初心者にとって扱いやすいことから，Stataを使って解説します．

memo **Stataのバージョンについて**

　　Stataは，最新版17.0です（2021年7月現在）．しかし，Stataバージョン14以降はどのバージョンを使用しても大きな問題やコマンドの違いはありません．バージョン13以前は，日本語名の変数や日本語のテキスト処理をするコマンドは利用できませんでした．現行のバージョンでは，日本語文字列も扱えるため幅広い解析が可能となりました．本書で使用しているコマンドはすべて基本コマンドで，今後バージョンが変わっても，メニュー内の表示位置が多少ずれる可能性はありますが，名称や内容に大きな変更が生じる可能性はほとんどありません．本書で使用している操作は，バージョン16, 17の両方で動作確認をしています．

　　では，Stataをインストールし実際に操作してみましょう．一緒に本書の付録のサンプルデータもダウンロードしてください．インストール・ダウンロード方法を次に記載します．

2　Stataのインストールとサンプルデータのダウンロード

ステップ1：Stata評価版（無料体験版）のインストール（Stataをすでにインストールされている方はこのステップは不要です）

　　LightStone社のホームページ（https://www.lightstone.co.jp/stata/evaluate.html ）にアクセスし，「評価版のお申込み」ページから申請してください．最短で翌営業日に連絡がきます．詳細はLightStone社にお問い合わせください．

　　LightStone社からの説明通りに，Stataをインストールしてください．本書は2021年7月時点で最新であるStataバージョン17を想定しています．

ステップ2：サンプルデータをダウンロード

　　実践編では，サンプルデータセットを使って，統計解析の手順を解説しています．サンプルデータはp8の手順に沿ってダウンロードしてご利用ください．

　　サンプルデータセットは架空の病院における入院患者1,000例のダミーデータであり，病歴，治療歴を含むすべての内容は，実在する患者の情報ではなく，本書用に作成したものです．文字コードはUTF-8を用いて作成しております（文字コードについてはコラム10を参照してください）．

　　ダウンロードできたら，サンプルデータ（sample.dta）をフォルダ（フォルダ名"iryotoukei"）にいれて，デスクトップ上に置いてください．もちろん，サンプルデータはどこに置いても大丈夫なのですが，本書ではサンプルデータがデスクトップ上のフォル

表5-2　サンプルデータの変数一覧

変数名	説明
id	患者番号
male	男性＝1，女性＝0
agecat	年齢カテゴリ
height	身長（cm）
weight	体重（kg）
bmi	Body Mass Idex（kg/m^2）
bmicat	BMIカテゴリ
phdm	糖尿病の既往あり＝1，なし＝0
drug1	内服薬1あり＝1，なし＝0
wbc100	白血球数（10^2/μL）
crp	C反応性蛋白（mg/dL）
tchol	総コレステロール（mg/dL）
treatmentx	新規治療Xあり＝1，なし＝0
los	在院日数（日）
death_inhosp	死亡退院＝1，生存退院＝0
death_90day	90日死亡＝1，生存＝0
lofu	フォローアップ期間（日，最大90日）
miss_bmicat	BMIカテゴリ（欠損値あり）
性別	性別（文字列）
dtbirthstr	生年月日（文字列）
dtadmstr	入院日（文字列）

ダ内にあることを想定して説明しています.

　サンプルデータに含まれている変数は**表5-2**の通りです．ここは実践をするときに使ってください.

3 Stataの基本操作

1）Stataの操作画面

　それでは，Stataをインストールできたら，立ち上げてみましょう．Stataは通常のソフトと同様にアプリケーションメニューや，アイコンのダブルクリックで起動ができます．Stataを普通に起動しただけではデータが読み込まれていないためまだ何もできません.

　起動すると**図5-2**のような画面が表示されます．一見，1つのウインドウで表示されているように見えますが，さまざまな役割をもったウインドウがくっついて1つの画面のように見えています．次に画面やメニューの説明をします.

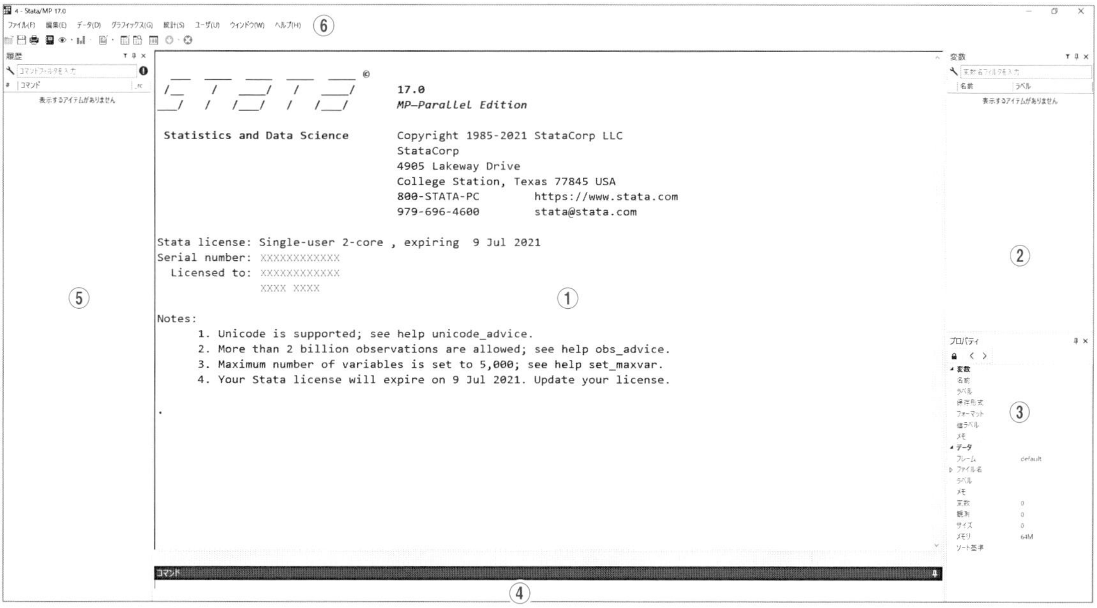

図5-2　Stataの標準的な画面構成

---

① **結果ウインドウ**：一番大きく表示される真ん中の画面です．データクリーニングや解析の結果が表示されます．

② **変数ウインドウ**：データを読み込むとここに年齢や性別などデータに含まれている変数一覧が表示されます．

③ **プロパティ**：変数とデータの項目に分かれていて，変数では，変数名，変数の形式（文字列，数値）など，変数ウインドウで選択している変数の情報が表示されます．データでは，現在使用しているデータについての変数の数や容量などの情報が表示されます．

④ **コマンドウインドウ**：ここに直接コマンドを入力することができます．Enterで実行されます．

⑤ **コマンド履歴**：実行されたコマンドの履歴が表示されます．エラーで終了した場合は赤字で表示されます．コマンドをくり返したい場合には，クリックで過去のコマンドをよび出したり，コピーして，doファイル（第15章参照）などに貼り付けたりすることができます．

⑥ **メニューバー**：コマンド入力でできる操作は基本的にすべて，このメニューバーからマウス操作でもできるようになっています．

　なお，標準的な画面は**図5-2**の通りですが，表示方法は自分でカスタマイズすることも可能です．

　本書では，キーボードを使ったコマンド入力で解析を行う方法とマウス操作で解析を行う方法の両方で解説をします．コマンド入力で解析を進めたい方は，①**結果ウインドウ**と④**コマンドウインドウ**を主に使うことになります．マウス操作で解析を行う場合は，①**結果ウインドウ**と⑥**メニューバー**を主に使うことになります．

2) Stataのコマンド入力

　　Stataのコマンド入力について説明します．一見，コマンド入力というと，パソコン上級者がやることのように見え，抵抗がある方が多いと思います．しかし，Stataのコマンドはとてもシンプルで以下の基本を押さえておけば，誰でも使えるようになります．

❶Stataのコマンド構文は決まっている

コマンド名　変数名など，　オプション

　　コマンド名とは，行いたいことを命令する命令文です．データの要約値を示しなさい，クロス集計表の検定をしなさい，などと最初に記載します．次いで，その命令を受ける変数を指定します．例えば，性別（male）のクロス集計表を書きたいときは，「tabulate male」となります．次いで，「,」以下にオプションを付け加えます．例えば，オプションを付けずに「tabulate male」を実行すると，クロス集計だけが出力されます．検定や割合も一緒に結果に示したいときは，chi2やcolumnなどのオプションで指示を出します．詳細は実践編の第7章以降で説明していきます．またコマンドごとに，入力できる変数の数，指定できるオプションが決まっています．まずは本書で示している方法で試し，慣れてきたらStataのヘルプでオプションの種類を確認してみてください（ヘルプの使い方は第16章を参照）．

❷コマンド入力は1命令を必ず改行せずに1行で記載

　　長いコマンドでは，表示が折り返されることがありますが，そのままで問題ありません．

❸最後に改行（リターンキー）を押すことで1コマンド終了し，実行できる

❹コマンドは短縮が可能

　　コマンドは最初の文字を入力しても実行可能です．本書では，Stataのヘルプに従い入力が最低限必要な部分に下線を引いています．例えば，tabulateであれば，taと打つだけでも同じ操作になります．ヘルプでも確認できます．

❺大文字・小文字も区別するので注意

　　TABULATEやTabulateと打っても，tabulateとして認識しません．

❻区切りは半角スペースを使う（コマンド名の後ろなど）

　　本書では半角スペースを　で表記しています．なお，半角スペースの数はいくつでも大丈夫です．

❼入力の基本は半角英数字のみ．ただし，変数名だけは日本語など全角文字が使える

　　よくある間違いは，半角スペースを全角スペースで入力したり，イコール（＝），ダブルクォーテーションマーク（"）などを全角で入力したりしてしまうことです．見た目では気がつきにくいため注意しましょう．

3) メニュー画面

　　本書で使用するメニュー・アイコンについて説明します．図5-3はStataのメニュー画面です．

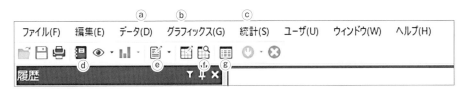

図5-3　Stat-aのメニュー画面

ⓐ **データメニュー**：データに関するメニューはここから選択できます．例えば2つのデータを結合（マージといいます）させるときなどに使います．

ⓑ **グラフィックスメニュー**：図を描くときに使用します．

ⓒ **統計メニュー**：統計解析はこのメニューから実行します．

ⓓ **ログ（開始／終了／中断／再開）アイコン**：結果ウインドウに出てきた結果を保存したいときに使用します（第15章参照）．

ⓔ **新規doファイルエディタアイコン**：入力したコマンドを保存するファイルが作成できます．このファイルから直接解析を実行することができるようになります（第15章参照）．

ⓕ **データエディタ（ブラウズ）アイコン**：現在読み込んでいる生データを閲覧するときに使用します．左隣の鉛筆印があるデータエディタ（編集）アイコンもありますが，こちらでデータを開くとデータの書き換えができてしまいます．データの閲覧には，データエディタ（ブラウズ）アイコンを使用してください．Stataは，元データを誤って破壊しないような配慮がされていると言えるでしょう．

ⓖ **変数マネージャ**：変数名の確認や変数名を変更するときに使用します．

　マウス操作で行うときには，このメニューやアイコンを頻用します．特にⓐ ⓑ ⓒ ⓕが重要です．

4）データの読み込み

　では，サンプルデータ（p39参照）を使ってデータの読み込みをしてみましょう（以降の解説はサンプルデータがデスクトップに保存されている前提です）．サンプルデータは，感染症Aに罹患しある病院に入院した1,000人の患者データです（架空データ）です．

　図5-4を参考にデータを読み込んでみましょう．「ファイル」メニューから→「開く…」を選択してデスクトップ上のiryotoukeiフォルダ内のsample.dtaを選択し開くボタンを押します．うまく実行できると，結果ウインドウにコマンドのみが表示されます（図5-5）．もっと簡単な方法は，Stataのデータファイル（拡張子が.dtaです）をダブルクリックしても開くことができます．

　これでStataにデータが読み込めました．Stataは，一度に1つのデータセットのみを扱います．そのため，データセットを明示しなくても解析が行えるためにコマンドがシンプルに記載できます．データを読み込んだら，まずはどんなデータがあるかざっとみてみましょう．

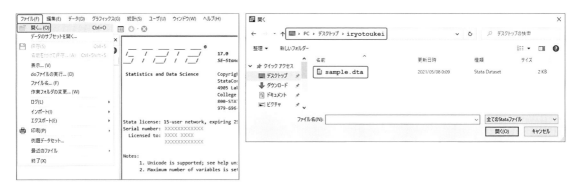

図5-4　データの読み込み方

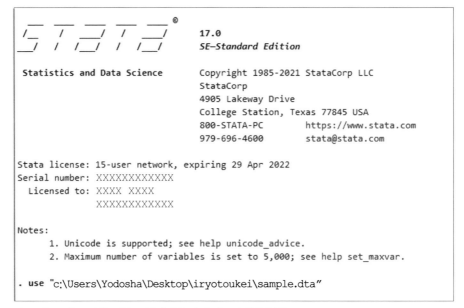

図5-5　データ読み込みが成功したときの画面表示

5）データの確認

　　ここから少し混乱しやすい用語が出てくるので，先に用語を整理しましょう．ここでの「データ」とは，研究で集めてきたデータ全体を指します．データセットともいいます．通常はExcelなどの表計算ソフトや，データベースソフトで収集したデータをStataに読み込みます．変数は，シートの列に当たるもので，患者ID，性別，年齢…といったもの1つ1つを指します（Excelファイルからのデータの読み込みは第15章参照）.

●変数の種類

　　変数にはいろいろな種類があります．まず大きく分けると数値と文字列です（表5-3）.文字列変数はテキストデータともいいますが，テキストデータのままでは統計解析はできません．数値変数には，男女の性別のような二値変数，がんのStageのようなカテゴリ変数があります．さらに，カテゴリ変数のなかには人種のように順位がつかないものもあり

表5-3　変数の種類

	例	種類	統計用語
数値	男性，糖尿病の有無	Yes（1）or No（0）	二値変数（binary variable）
	がんのStage，重症度	順位	カテゴリ変数（categorical variable）
	人種	分類	カテゴリ変数
	身長，日付	連続した数字	連続変数（continuous variable）
文字列	日本語病名，自由記載		テキスト変数・テキストデータ

表5-4　変数名の整理

本書での用語	本書のサンプルデータにおける変数	用語の他の呼び名
アウトカム変数	死亡，在院日数	従属変数（dependent variable） 目的変数（objective variable） 応答変数（response variable） 被説明変数（explained variable）
曝露変数	新規治療Xの有無	独立変数（independent variable）＊ 説明変数（explanatory variable）＊ 治療変数（treatment variable）
調整変数	年齢，性別など背景因子	独立変数（independent variable）＊ 説明変数（explanatory variable）＊ 交絡変数（confounding variable） 欠落変数（omitted variable）

＊独立変数，説明変数には広義と狭義の意味があり，どのような基準で用語を使うかによりその意味が異なるため，曝露変数と調整変数の両方に記載しました.

　ます.また，身長・体重のような連続変数もあります.日付や時刻も連続変数の1つですが，統計ソフトでは扱い方が少し異なります（第15章参照）.

　また，統計では独立変数，従属変数，目的変数などの似たような用語がたくさんあります.論文や教科書ごとにそれぞれのルールで用語を使っているので，ややこしいですが，どの用語を使うのが正解というわけではありません.本書では**表5-4**のルールで用語を使っています.本書のサンプルデータは新規治療Xの効果（死亡率，在院日数）を見るための研究であり，交絡因子との区別をつけて説明をしたいので，その関係をわかりやすくするため，アウトカムを「アウトカム変数」，比較するものを「曝露変数」，交絡因子となる調整すべき変数を「調整変数」とよぶことにします.

　なお，一番多く目にするのは，従属変数と独立変数の2つに分けられているものかと思います.この場合は，調整変数などの交絡因子も独立変数の1つにされています.これは，因果関係に置き換えると理解しやすいと思います.つまり，比較する変数である「変化する（させる）変数」を「独立変数」とし，アウトカムは「独立変数に従属する（独立変数に支配される）」ため，「従属変数」とするからです.

memo　交絡因子

　　交絡因子とは，曝露変数とアウトカム変数の両方に影響を与えるために，調整しないと曝露変数の効果推定に影響を与えてしまう因子です.

　では，サンプルデータを使って課題に挑戦してみましょう.

課題 1 変数一覧を確認する

 コマンド入力

変数を見るコマンドは以下の構文になります.

```
describe, fullnames
```

describeが変数を閲覧するコマンドです. fullnamesは変数名を省略させないで表示させるオプションです. Stataでは16文字を超える変数名は, 他の変数と区別できるようにStataが自動的に省略して表示します. その省略表示をさせないためのオプションです. 前述の通り, 下線部だけ入力してもコマンドは走ります. 上記ならば「d, f」と入力しても同じ結果がでます.

 クリック操作

❶メニューバーから「データ」→「データの内容表示」→「メモリ/ファイル内のデータの内容表示」を選択.

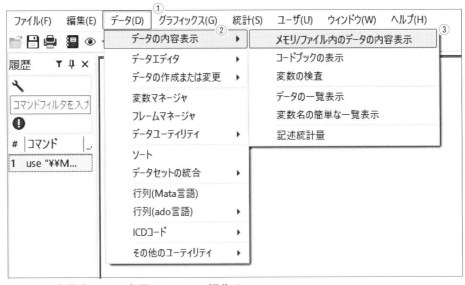

図5-6 **変数名リスト表示のクリック操作1**

❷「データの内容を表示」ウインドウで「変数名を省略しない」にチェック→“OK”を
クリック.

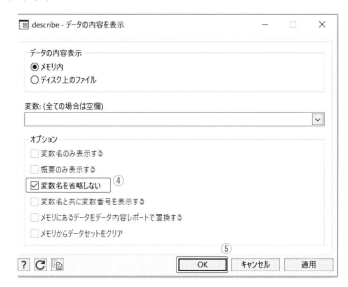

図5-7　変数名リスト表示のクリック操作2

❸以下のように結果ウインドウに変数の一覧が表示されます.

```
Contains data from Users\Yodosha\Desktop\iryotoukei\sample.dta
  obs:         1,000
  vars:           21                       12 Jan 2021 00:37

              storage   display   value
variable name  type     format    label     variable label

id            float     %9.0g               患者番号
male          float     %9.0g               男性 = 1，女性 =0
agecat        float     %9.0g     agecat    年齢カテゴリ
height        float     %9.0g               身長(cm)
weight        float     %9.0g               体重(kg)
bmi           float     %9.0g               Body Mass Idex (kg/m2)
bmicat        float     %9.0g     bmicat    BMIカテゴリ
phdm          float     %9.0g               糖尿病の既往あり =1，なし =0
drug1         float     %9.0g               内服薬1あり =1，なし =0
wbc100        float     %9.0g               白血球数(10^2/µL)
crp           float     %9.0g               C反応性蛋白(mg/dL)
tchol         float     %9.0g               総コレステロール(mg/dL)
treatmentx    float     %9.0g               新規治療Xあり =1，なし =0
los           float     %9.0g               在院日数(日)
death_inhosp  float     %9.0g               死亡退院 = 1，生存退院 =0
death_90day   float     %9.0g               90日死亡=1，生存=0
lofu          float     %9.0g               フォローアップ期間(日、最大90日)
miss_bmicat   float     %9.0g               BMIカテゴリ(欠損値あり)
性別          str6      %9s                 性別(文字列)
dtbirthstr    str8      %9s                 生年月日(文字列)
dtadmstr      str8      %9s                 入院日(文字列)

Sorted by: id
```

図5-8　変数名リスト

課題 2 | データを閲覧する

それでは実際に集まったデータをみてみましょう.

コマンド入力

データを見るコマンドは下記の通りです.

> browse 変数名

変数名をいれないで,「browse」だけ入力すると,すべてのデータが見られます.一部の変数を見たいときは,browseの後に変数名を入力してください.複数の変数を見るときは変数同士の間は半角スペースを入力してください.

クリック操作

❶ "データエディタ(ブラウズ)アイコン" をクリック.

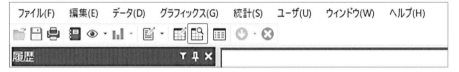

図5-9 データ閲覧のクリック操作

❷下記のようにデータの一覧が別ウインドウで表示されます.

	id	male	agecat	height	weight	bmi	bmicat
1	1	0	40-59	161	49	18.90359	18.5-24.9
2	2	0	20-39	160	47	18.35938	<18.5
3	3	1	60-79	176	64	20.66116	18.5-24.9
4	4	1	40-59	168	56	19.84127	18.5-24.9
5	5	1	60-79	168	74	26.21882	25-
6	6	0	40-59	159	44	17.40438	<18.5
7	7	0	80-	155	68	28.30385	25-
8	8	0	40-59	152	73	31.59626	25-
9	9	1	60-79	172	75	25.35154	25-
10	10	0	60-79	159	43	17.00882	<18.5
11	11	0	40-59	159	62	24.52435	18.5-24.9
12	12	1	60-79	175	42	13.71429	<18.5
13	13	1	20-39	168	24	8.503402	<18.5
14	14	1	20-39	169	75	26.25958	25-
15	15	0	80-	166	57	20.68515	18.5-24.9
16	16	1	40-59	172	77	26.02758	25-

図5-10 データエディタ(ブラウズ)の実際
実際には,agecatとbmicatのデータは青字,その他は黒字で表示されます.

　サンプルデータは患者1人につき1行です（行に患者ID，列に変数が入力されています）．一般的に1症例1行のデータで入力すると解析がしやすいです．

　Stataでは**黒字**は数値として認識されていることをあらわします．**青字**はラベル表示です．文字列データ以外は，データは数値として格納されています．カテゴリ変数などでは，数値表示そのままではわかりにくいため，Stata上で自分で数値にラベルを付けてそのラベル名が表示されるように設定できます．例えば，年齢カテゴリ（agecat）で40-59歳は"2"とカテゴリーされる場合，2という数値が実際には格納されますが，［40-59］とラベル表示を設定しておくと，データの一覧では"2"ではなく［40-59］と表示され，カテゴリーの範囲が一目でわかります（サンプルデータにはあらかじめラベルを付けています）．**図5-11**のようにカテゴリ変数上のセルを1つ選択すると，実際に格納されている数値が表示されます．実際にはラベルの文字列情報ではなく，1，2，3といった数値が格納されていることを確認できます．**赤字**は，文字列データになります．

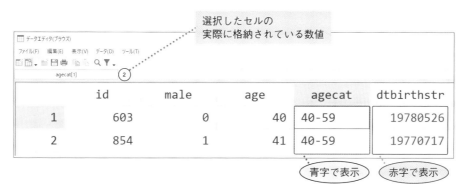

図5-11　データの種類と文字色
誌面の都合上，全て黒字となっていますが，実際には数値は黒字，ラベル表示は青字，文字列は赤字で表示されます．ここでは，年齢カテゴリー（agecat）はラベル表示，生年月日（dtbirthstr）は文字列となるため，それぞれ青字，赤字となります．

第6章　検定方法はどれが適切？

Point
- 変数の数，変数の種類から検定方法を選択する
- 時間を考慮した解析は生存時間分析を用いる

検定方法の俯瞰

　第7章から，Stataを用いて統計解析を実践していますが，その前に検定方法について確認しておきましょう．

　統計解析というと，カイ二乗検定やt検定などの仮説検定を思い浮かべる読者が多いでしょう．そして，検定方法がたくさんあるために，混乱し苦手意識をもっているのではないでしょうか．表6-1に各検定方法についてまとめました．本書で取り上げる章も記載しましたので，全体像を俯瞰しながら，読んでください．

　まずは，第7章，第8章でデータをわかりやすくまとめる方法から学びましょう．

　そして，統計解析手法を選択する際に最初に考えることは，**扱う変数の数**です．1つの変数の値を整理するのか，2つの変数の関係を比べるのか，それとも3つ以上の変数を扱う（多変量解析を行う）のか，ということです．

　1つの変数の値を整理するのであれば，図表を作成したり（第7章）や代表値（第8章）を求めたりする方法になります．論文には必ず患者背景の表があります．集めてきたデータをわかりやすく図表にまとめることは，研究の最初においてとても大切なことです．また，それをまとめるだけでも統計解析を使った立派な記述研究です．

　2つの変数の関係を比べる場合は，次に，**2つの変数の性質**を見極めます．カテゴリ変数（二値変数も含む）同士なのか，連続変数とカテゴリ変数なのか，連続変数同士なのかです（第9〜11章）．

　3つ以上の変数を扱う場合は，多変量解析になります．アウトカムとする変数の値が連続変数ならば重回帰分析（第12章），二値変数ならばLogistic回帰分析（第13章）になります．

　時間を考慮した解析の場合には，**生存時間分析**（第14章）を行うことになります．

表6-1　検定方法の俯瞰

1つの変数	図・表　第7章	代表値　第8章	
二値変数	度数分布表	割合	
カテゴリ変数	度数分布表	割合	
連続変数（正規分布）	箱ひげ図・ヒストグラム	平均値・標準偏差	
連続変数（非正規分布）	箱ひげ図，ヒストグラム	中央値・四分位範囲	
2つの変数（アウトカム×曝露変数）	**図・表**	**代表値**	**統計解析手法**
カテゴリ変数 × カテゴリ変数※　第9章 ※カテゴリ変数には二値変数も含む	分割表（クロス集計表）	割合	カイ二乗検定 / Fisher の正確確率検定
連続変数（正規分布）× 二値変数　第10章	箱ひげ図・ヒストグラム	平均値・標準偏差	Student の t 検定
連続変数（非正規分布）× 二値変数　第10章	箱ひげ図・ヒストグラム	中央値・四分位範囲	Wilcoxon の順位和検定
連続変数（正規分布）× カテゴリ変数　第11章	箱ひげ図・ヒストグラム	平均値・標準偏差	分散分析〔Analysis of variance（ANOVA）〕
連続変数（非正規分布）× カテゴリ変数　第11章	箱ひげ図・ヒストグラム	中央値・四分位範囲	Kruskal-Wallis 検定
連続変数×連続変数（両方，正規分布）　コラム2	散布図・回帰直線	相関係数	Pearson の相関分析
連続変数×連続変数（1つ以上，非正規分布）　コラム2	散布図・回帰直線	相関係数	Spearman の相関分析
3つ以上の変数（多変量）	**図・表**	**代表値**	**統計解析手法**
アウトカムが連続変数　第12章	回帰分析の結果の表	係数・信頼区間	重回帰分析（線形回帰）
アウトカムが二値変数　第13章	回帰分析の結果の表	オッズ比・信頼区間	Logistic 回帰分析
時間を考慮した解析（生存時間分析）	**図・表**	**代表値**	**統計解析手法**
単変量　第14章	Kaplan-Meier 法	なし	log-rank 検定
多変量　第14章	回帰分析の結果の表	ハザード比	Cox 回帰

　この表以外にも，さまざまな統計解析手法がありますが，それら発展的な手法も，本書
で解説する統計解析手法の拡張になります．まずは，基本をしっかり学びましょう．

コラム①
統計学に名を遺した人たち

　Pearson，Fisher，Student，Coxと統計解析手法には人の名前が多くついています．レジェンドたちの歴史を見てみましょう．あまりおもしろくない統計も，築き上げた人たちの歴史に思いを馳せれば少しおもしろくなるかもしれません．

Pearsonの相関係数：Karl Pearson 1857〜1936

　Pearsonは，現代的数理統計学の礎を築いた人です．ロンドンに生まれ，ケンブリッジ大学で数学を学びました．弁護士の資格を取得しましたが，その弁護士をすることなく，ロンドン大学にて応用数学，力学の教授をしていました．動物学者のWeldon，数理統計学の創始者Galtonに知り合い，統計学に目覚め，Galtonの研究室を引き継ぎ，後継者になりました．カイ二乗検定やヒストグラムを創案したのも彼の功績です．また，1901年にはいまも続くジャーナル「Biometrika」を立ち上げました．統計学の発展には，Egon. S. Pearsonという人物も大きくかかわりますが，この人物はKarl. Pearsonの息子です．Egon. S. PearsonはJerzy Neymanとともに，仮説検定や信頼区間の理論を作り上げました．

Fisherの正確確率検定：Ronald Aylmer Fisher 1890〜1962

　Fisherは，歴史上最大の数理統計学者と言われています．ロンドン北部のイーストフィンチリーで，8人兄弟の末っ子として生まれ育ち，ケンブリッジ大学で数学を学びました．少年時代から数学の才能が際立っていたと言われています．生まれつき視力が悪く，医師から夜にランプの下で本を読むことを禁じられていたため，数学を空で行うことができるようになったと言われています．大学卒業後は，パブリックスクールで教師を務めたり，ロザムステッド農業実験場の統計係などをしたりした後，Galtonが教授を務めていたロンドン大学の研究室が2つに分かれてできた優生学教室の教授を務めました．1957年の退官後は，オーストラリアのアデレードに定住し，1962年に大腸がんで亡くなりました．

　Fisherの正確確率検定のほかに，分散分析や最尤法も彼の業績です．今となっては，決着のついている話ですが，1952年にイギリスでたばこと肺がんの関係が指摘され，禁煙運動するべきという報告書が出されたときに，彼は大反対をしました．彼は，あくまでも相関関係は因果関係を意味するわけではないので，明確な因果関係が立証される前にむやみに結びつけてはならないと主張しました．彼の科学的立場を強くあらわしている話ですが，実は，愛煙家だったことも影響していたのかもしれません．また，Fisherは性格に難があっ

たと言われています．K. Pearson，E. S. Pearson，J Neyman とも対立しました．次に紹介する人物，Gosset が K. Pearson との仲をとりもとうとしたこともあったようです．

Student の t検定：William Sealy Gosset 1876～1937
ウィリアム　シーリー　ゴセット

Student は Gosset のペンネームです．Gosset はイギリス，カンタベリーで生まれました．化学専攻で，オックスフォード大学を卒業後，1899 年，ギネスビールで有名なギネス醸造所に技師として入社しました．後に，休暇をとり，ロンドン大学の K. Pearson の研究室で研究し，論文を発表した際に使用したペンネームが Student です．ギネス社では企業秘密の問題で社員が論文を投稿することを禁止していたので，Student と名乗って論文を発表しました．Gosset の Student としての 2 本目の論文，「The Probable Error of a Mean」[1] は，t 分布，t 検定の考え方をはじめて示したものです．実はもともと t という名前はついておらず，後に R. A. Fisher が名付けました．

Cox 回帰：David Cox 1924～
デイビッド　コックス

イギリス，バーミンガムで生まれました．ケンブリッジ大学の 1 つであるセント・ジョンズカレッジを卒業し，リーズ大学で博士号を取得しました．バークベック・カレッジやインペリアル・カレッジ・ロンドンで統計学の教授を務めました．Cox は 2021 年 7 月現在 97 歳で存命です．Cox 回帰だけでなく，Logistic 回帰分析も彼の業績です．教科書にもよく登場するこれらの解析は実は近年誕生したものなのです．

■ 参考文献

1) Student：The Probable Error of a Mean. Biometrika, 6：1-25, 1908

2) Magnello ME：Karl Pearson and the Origins of Modern Statistics: An Elastician becomes a Statistician. The Rutherford Journal, 1：2005-2006
http://www.rutherfordjournal.org/article010107.html

3) Cox DR：The Regression Analysis of Binary Sequences. J R Stat Soc Series B Stat Methodol, 20：215-242, 1958

4) Department of Statistics, University of Oxford. David Cox：
https://web.archive.org/web/20080609200319/http://www.stats.ox.ac.uk/people/academic_staff/david_cox

5) Lamb K & Farmer D：The genius at Guinness and his statistical legacy. The Conversation：
https://theconversation.com/the-genius-at-guinness-and-his-statistical-legacy-93134

6) Encyclopedia of Mathematics. Gosset, William Sealy：
https://encyclopediaofmath.org/wiki/Gosset,_William_Sealy

7)「Student: A Statistical Biography of William Sealy Gosset」（Pearson ES, et al ,eds），Clarendon Press, 1990
https://www.gwern.net/docs/statistics/decision/1990-pearson-studentastatisticalbiographyofwilliamsealygosset.pdf

8)「歴史と統計学 人・時代・思想」（竹内 啓／著），日本経済新聞出版社，2018

9)「The Lady Tasting Tea: How Statistics Revolutionized Science in the Twentieth Century」（Salsburg D），Henry Holt & Co, 2002

第**7**章　**図表の作成**
度数分布表・分割表，ヒストグラム，箱ひげ図，散布図

Point

● 図表を使うことで変数の性質をわかりやすく提示することができる
● 変数の種類には二値変数・カテゴリ変数・連続変数などがある
● 特徴をあらわす図表は変数の種類によって異なる

変数によって図表の種類を決める

　本章から，いよいよ実際のサンプルデータを使って図表を作成していきます．図表は，変数の特徴を確認したいときに用います．もう一度 **課題2** で表示したサンプルデータの変数一覧を見てください．これが今回の研究のために集めたデータです．このデータをこのまま見ても，性別，年齢，他の変数の特徴はよくわかりません．図表は，変数の特徴をわかりやすく捉える利点があります．作成する図表は，変数の種類によって異なります．第6章で学習した通り，変数には二値変数，カテゴリ変数，連続変数のように種類があります．**表7-1**が，1つの変数をあらわすときに用いる図表のまとめです．

　二値変数やカテゴリ変数は，度数分布表を用います．円グラフも分布を示すことができ視覚的にはわかりやすいですが，情報の割にスペースをとってしまうこと，実際の数値が読みとりにくいことなどから実際の論文ではほとんど使用されません．**連続変数には，ヒストグラムや箱ひげ図**を用いることが多いです．ヒストグラムと棒グラフはよく混同されますが全く別物です．違いは，ヒストグラム（**図7-1A**）は連続変数の分布をあらわすためのもので，棒同士の間に隙間がありません．棒グラフ（**図7-1B**）はそれぞれが独立した項目（例えば人種や国別など）となっています．

表7-1　変数の種類と使用する図表

変数	図表
二値変数	度数分布表
カテゴリ変数	度数分布表
連続変数	ヒストグラム，箱ひげ図

A）ヒストグラム

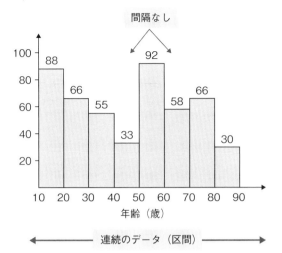

B）棒グラフ

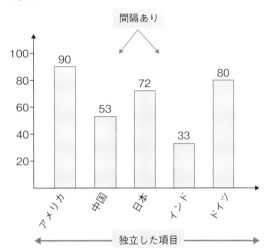

図7-1 ヒストグラムと棒グラフの違い

それでは，ここから課題ごとに，実際にStataを操作して確認しましょう．

課 題

課題3 全患者の男女それぞれの割合を確認する（度数分布表）

課題4 全患者のBMIカテゴリごとの割合を確認する（度数分布表）

課題5 全患者のCRP値をグラフ（ヒストグラム）にして，全体像を確認する

課題6 全患者のCRP値をグラフ（箱ひげ図）にして，全体像を確認する

課題7 全患者の身長と体重の関係を確認する（散布図）

**課題
3** # 全患者の男女それぞれの割合を確認する（度数分布表）

 ## コマンド入力

まず二値変数を見ていきましょう．全患者の男女の割合はどうなっているのかを確認しましょう．サンプルデータの男女の変数は「male」で，男性には1，女性には0という数字が割り当てられています．

度数分布表を作成するには，コマンド「tabulate」を使用します．構文は下記となります．

```
tabulate 変数, missing
```

tabulateの後ろに知りたいカテゴリ変数（二値変数）を1つ記載します．tabulateと変数の間は半角スペースで区切ります．全角スペースではエラーになります．「,」以降のオプションでは欠損値があった場合に欠損値を表示するmissingオプションを付けます．変数は，maleです．
では，コマンドを入力してみましょう

```
tabulate male, missing
```

 ## クリック操作

❶メニューバーから「統計」→「要約 / 表 / 検定」→「度数分布表」→「一元配置表」を選択．

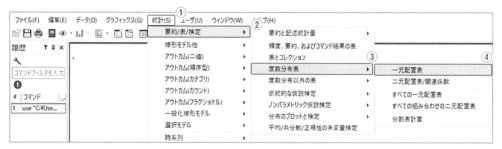

図7-2　一元配置表のメニュー操作

❷メインタブの，「カテゴリ変数」で"male"を選択→「欠損値を他の値と同様に扱う」をチェック．

❸最後に"OK"をクリック．

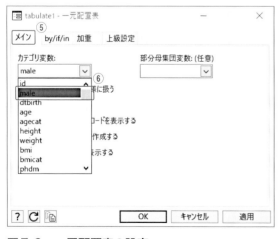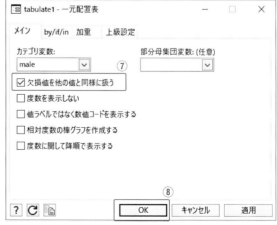

図7-3　一元配置表の設定

結果の解釈

　　結果は図7-4となります．2列目の「Freq.」が頻度で人数になります．次の列の「Percent」が割合です．最後の「Cum.」は累積割合です．累積割合については，二値変数のためわかりにくいと思いますが，カテゴリの割合を上から順に足し合わせた累計が表示されます．次の **課題4** のような二値以上のカテゴリ変数の例をみるとわかりやすいので確認してみましょう（図7-5）．女性が541人（54.1％），男性が459人（45.9％）で欠損値はありませんでした．

```
. tabulate male, missing

男性 = 1,          人数         割合       累積割合
女性 =0           Freq.      Percent        Cum.

        0           541        54.10       54.10
        1           459        45.90      100.00

    Total         1,000       100.00
```

図7-4　結果：男女の割合の度数分布表

課題4　全患者のBMIカテゴリごとの割合を確認する（度数分布表）

 ## コマンド入力

　　続いて，カテゴリ変数の度数分布表を作成します．BMIのカテゴリごとの度数分布表を作成しましょう．BMIカテゴリの変数は「bmicat」です．**カテゴリ変数でも二値変数でもコマンドは同じ**です．変数は，bmicatです．では，コマンドを入力してみましょう．

```
tabulate bmicat, missing
```

 ## クリック操作

　　クリック操作も **課題3** と同じです．図7-2，図7-3を参考に同様に操作してください．図7-3の選択する変数だけが「bmicat」に変わります．

結果の解釈

Ⅰ）欠損値のないデータの結果

結果は図7-5です．先程と同様に1列目が実際の人数，次の列が割合，最後が累積割合になっています．BMI 18.5未満が219人（21.9％），18.5-24.9が492人（49.2％），25以上が289人（28.9％）です．欠損値はありませんでした．累積割合は最後まで足すと100％になります．

```
. tabulate bmicat, missing
```

BMIカテ ゴリ	人数 Freq.	割合 Percent	累積割合 Cum.
<18.5	219	21.90	21.90
18.5-24.9	492	49.20	71.10
25-	289	28.90	100.00
Total	1,000	100.00	

図7-5　結果：BMIカテゴリ別の人数の度数分布表

Ⅱ）欠損値のあるデータの場合

ここまでは欠損値のない理想的なデータで解析をしました．次に欠損値のある例をみてみましょう．同じBMIカテゴリですが，今度は欠損値がある方の変数（miss_bmicat）をみてみましょう．コマンド入力（tabulate□miss_bmicat,□missing）もクリック操作もこれまでと同様です．

結果は図7-6です．欠損値のないデータとは違い，最後に「・」（ピリオド）がある行が表示されています（図7-6A）．Stataは，欠損値をピリオドで表示します．また，オプションの，「missing」をなくすと図7-6Bのように，**欠損値がある25例が除外された975例が全体として解析されます**．

A）欠損値を含めた場合

```
. tabulate miss_bmicat, missing
```

miss_bmicat	Freq.	Percent	Cum.
1	215	21.50	21.50
2	478	47.80	69.30
3	282	28.20	97.50
.	25	2.50	100.00
Total	1,000	100.00	

B）欠損値を除外した場合

```
. tabulate miss_bmicat
```

miss_bmicat	Freq.	Percent	Cum.
1	215	22.05	22.05
2	478	49.03	71.08
3	282	28.92	100.00
Total	975	100.00	

図7-6　欠損値がある場合の表示方法の違い

課題 5　全患者のCRP値をグラフ（ヒストグラム）にして，全体像を確認する

コマンド入力

「CRP」の値を例として，連続変数の特徴を捉えたヒストグラムを作成しましょう．ヒストグラムを作成するときは，コマンド「histogram」を使用します．構文は下記となります．

```
histogram 変数, bin(ビンの数) frequency
```

ビンとはヒストグラムを構成する棒のことで，bin(ビンの数)によって，ビンの数を指定します（図7-7）．ビンの数を増やすと細かくなるために，滑らかに見えます．指定しない場合はStataが自動的に設定したビンの数でヒストグラムを作成します．

「frequency」は，y軸を人数（度数）であらわすためのオプションです．指定しないとy軸は割合で表示されます．

それでは，アウトカム変数を「crp」，ビンの数を20として実際にヒストグラムを作成するコマンドを入力してみましょう．

```
histogram crp, bin(20) frequency
```

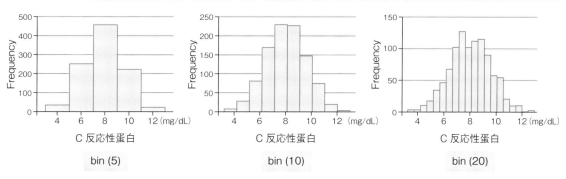

図7-7　binの数別のヒストグラム

クリック操作

❶メニューバーから「グラフィックス」→「ヒストグラム」を選択．

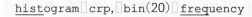

図7-8　ヒストグラムのメニュー操作

❷メインタブの「変数」は"crp"を選択 → 「ビン」では"ビンの数"にチェックし，"20"を指定 → 「y軸」は"度数"を選択する．

❸最後に"OK"をクリック．

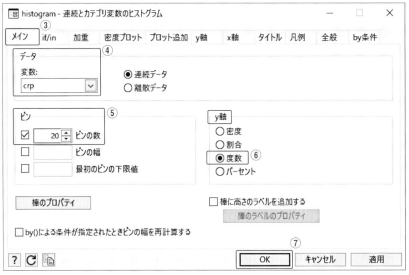

図7-9　ヒストグラムの設定

 結果の解釈

結果は図7-10のようになります．CRPの値は8 mg/dLを中心にほぼ釣鐘状の分布をしていることがわかります．

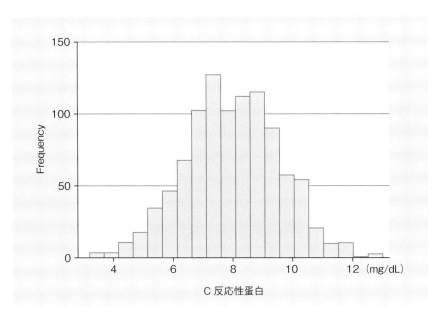

図7-10　結果：CRP値のヒストグラム

課題 **全患者のCRP値をグラフ（箱ひげ図）にして，**
6 全体像を確認する

 ## コマンド入力

次に「CRP」の値を例として連続変数の特徴を捉えた箱ひげ図を作成しましょう．箱ひ
げ図を作成する場合は，コマンド「graph box」を使用します．構文は下記となります．

```
graph box 変数
```

では，連続変数を"crp"として，コマンドを入力してみましょう．

```
graph box crp
```

 ## クリック操作

❶メニューバーから「グラフィックス」→「箱ひげ図」を選択．

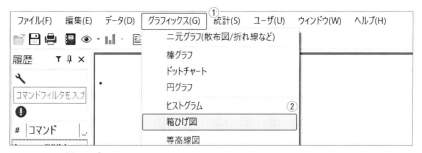

図7-11　箱ひげ図のメニュー操作

❷メインタブで「方向」は"垂直"を選択のまま → 「変数」は"crp"を選択.

❸最後に"OK"をクリック.

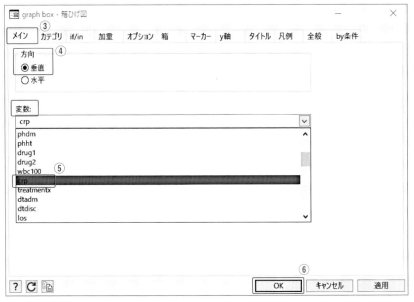

図7-12　箱ひげ図の設定

 ## 結果の解釈

　　結果は図7-13のようになります.箱ひげ図は,ヒストグラムと違ってデータのさまざまな代表値を視覚的に確認できることが大きな特徴です.箱の真ん中の横線が中央値(50パーセンタイル値),その前後の横線が75パーセンタイル値,25パーセンタイル値を示します.Stataでは最大値は,〔75パーセンタイル値+1.5四分位範囲(IQR)〕,最小値は〔25

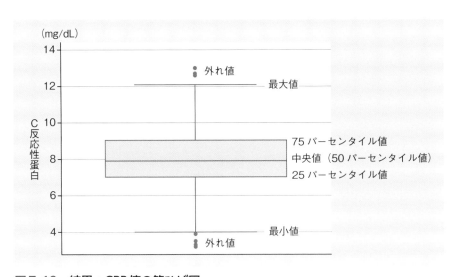

図7-13　結果:CRP値の箱ひげ図

パーセンタイル値−1.5 IQR）と定義され，それより外れている値を外れ値として点で表示されます．最大値，最小値が±1.5 IQR以内にある場合は，そのままその値が最大値，最小値になります（代表値やIQR，中央値の詳細は第8章を参照してください）．ただし，あくまでも得られたデータから計算して導かれる外れ値であり，必ずしも臨床上の外れ値を反映しているものではありません．

箱ひげ図の見方がわからないときにはStataのヘルプを見てみましょう．**図7-12**左下にある？マークを押すとヘルプ画面が表示されます．ヘルプ画面の上手な使い方については第16章を参照にしてください．

| 課題 7 | **全患者の身長と体重の関係を確認する（散布図）** |

コマンド入力

最後に，連続変数同士の関連を見るために散布図を作成します．サンプルデータで身長は「height」，体重は「weight」という変数に入力されています．2つの変数の関連を見る散布図を作成するにはコマンド「twoway」と「scatter」を使用します．構文は下記となります．

<u>two</u>way <u>sc</u>atter 変数1 変数2

twowayは二次元のグラフを描くコマンドです．scatterは散布図を描くコマンドです．scatterの後に2つの連続変数を指定します．twowayコマンドは複数の二次元グラフを重ね合わせることもできます．では，身長，体重の関連を見るために実際にコマンドを入力してみましょう．

<u>two</u>way <u>sc</u>atter height weight

クリック操作

❶メニューバーから「グラフィックス」→「二元グラフ（散布図/折れ線など）」を選択．

| ファイル(F) | 編集(E) | データ(D) | グラフィックス(G) | 統計(S) | ユーザ(U) | ウィンドウ(W) | ヘルプ(H) |

① グラフィックス(G)
　二元グラフ(散布図/折れ線など) ②
　棒グラフ
　ドットチャート

履歴

図7-14　二元グラフのメニュー操作

❷新しく出てきたウインドウのプロットタブで「作成…」をクリック.

※もし，直前に二元グラフを作成したことがある場合には，作成したグラフを事前に消しておく必要があるた
め，図7-15左下の赤丸で示したリセットボタンをクリックしてください.

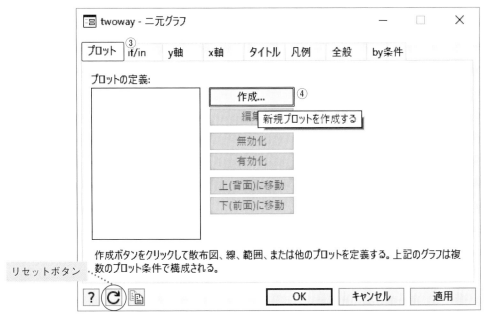

図7-15　二元グラフの設定1

❸さらに新しく出てきたウインドウのプロットタブで，「基本的なグラフ」を選択 →
「マーカー（散布図）」を選択（デフォルトではここまで選択されています）.

❹「y変数」は "height" を選択 → 「x変数」は "weight" を選択.

❺"OK" をクリック.

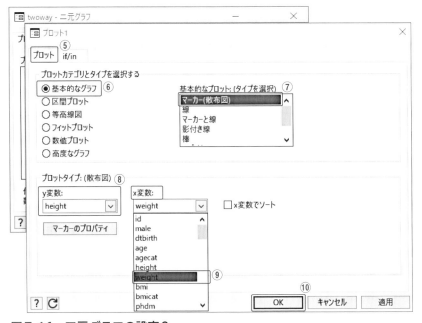

図7-16　二元グラフの設定2

　医療統計、データ解析しながらいつの間にか基本が身につく本

❻先ほどの❷のウインドウで「プロットの定義」のボックスに"プロット1"が追加されていることを確認する.

❼最後に"OK"をクリック.

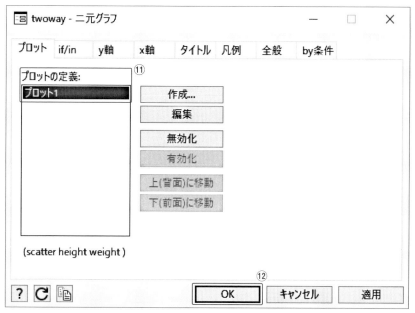

図7-17　二元グラフの設定3

結果の解釈

　　結果は図7-18のようになります. この散布図から, 視覚的に体重が増えるほど身長も高くなるという正の相関がありそうなことが確認できます.

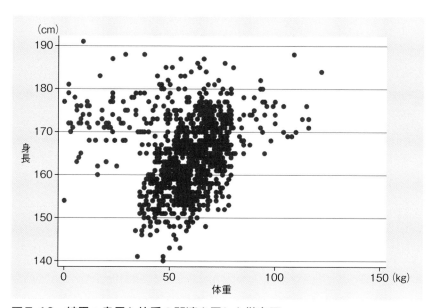

図7-18　結果：身長と体重の関連を示した散布図

コラム②
相関分析で見ているものとは

　連続変数と連続変数の関係を調べるときに使う検定です．相関係数という値を算出して，相関程度を判断することができます．

相関とは？

　2つの連続値との間において，1つの変数が大きくなると，もう1つの変数も大きくなる関係（例：身長が高いほど，体重が増える）を正の相関関係，1つの変数が大きくなるともう1つの変数は小さくなる関係（例：喫煙量が増えれば，呼吸機能が下がる）を負の相関関係とよびます．散布図において，**図Ⅰ ⓒ**のように右肩上がりになると正の相関，**図Ⅰ ⓐ**のような右肩下がりになると負の相関ということになります．

　正規分布同士の相関は，Pearson（ピアソン）の相関係数，どちらか一方でも非正規分布の場合は，Spearman（スピアマン）の順位相関係数を使います．関連の強さは一般的に**表Ⅰ**の基準が使われます．ただ，あくまでも基準ですので，研究に応じて基準値を変えることもあります．これらの検定では係数のほかに，*P*値も計算され，ほかの検定と同様に，計算された相関係数が有意かどうかの判断も0.05が基準に使われることが多いです．

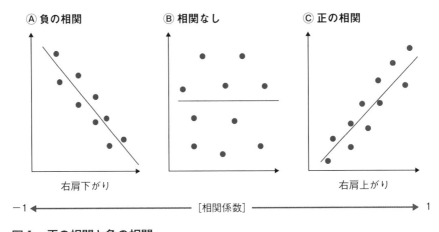

図Ⅰ　正の相関と負の相関

表Ⅰ　相関関係の基準

相関係数の絶対値	解釈
1.0-0.9	ほぼ完全な相関
0.9-0.7	強い相関
0.7-0.4	中程度の相関
0.4-0.2	弱い相関
0.2-0	ほとんど相関なし

相関係数とは？

　相関係数は−1から1の値をとります．**相関係数は，あくまでも「2つの変数の相関の強さ」しかみることができません**．つまり，どっちが先かどうか（因果関係があるか）はわかりません．相関係数だけでは，「体重が増えるほど，身長が高い」「呼吸機能が下がると，喫煙量が増える」ともいえるのです．また，2つの変数がどのような関係で動いているかを見ているだけですので，"擬似相関"を見ている可能性もあります．例えば，靴のサイズが大きいほど，数学の正答率が高いという関連があります．しかし，2つの関連には年齢による影響がかかわります．つまり，「年齢が高くなるほど靴のサイズが大きい」「年齢が高くなるほど正答率が高い」というように年齢という因子が靴のサイズと数学の正答率の両方に影響しているという関連を見ているのに過ぎないのです．

　でも，喫煙と呼吸機能の関係についてはもうすでに知識があるので，呼吸機能が下がるにつれて，喫煙量が増えると思う人はいないですよね．相関係数のみならず，変数間に関連を認めたときは，その背景を理解し，その結果を適切に判断することが必要になります．結果に簡単に飛びつくのではなく，その評価には正しい知識が必要なのです．

■ 参考文献

1）「統計学演習」（村上正康，安田正実／著），培風館，1989
2）「基礎から学ぶ楽しい保健統計」（中村好一／著），医学書院，2016
3）「医療統計解析使いこなし実践ガイド 臨床研究で迷わないQ&A」（対馬栄輝／編），羊土社，2020
4）Edwards AL：The Correlation Coefficient. Ch. 4.「An Introduction to Linear Regression and Correlation」（Edwards AL），pp33-46, W. H. Freeman, 1976

第8章　代表値を確認する

Point

- 代表値で変数の性質をコンパクトに提示できる
- 変数の種類によって使う代表値が異なる
- 二値変数とカテゴリ変数の代表値は，割合を使う
- 正規分布する連続変数の代表値は，平均値と標準偏差を使う
- 正規分布しない連続変数の代表値は，中央値と四分位範囲を使う

変数によって代表値の種類を決める

　　第7章で学んだように，図表を作成することで変数の性質をとてもわかりやすく提示することができます．詳細な統計解析に進む前に変数の性質を理解しておくことは重要です．しかし，図表はスペースがたくさん必要になります．研究者が視覚的に理解するにはよいですが，学会発表や論文ですべての値を図で示すことはできません．もっと簡便にデータの性質をあらわす方法はないのでしょうか？それが代表値です．

　　代表値とは，集めたデータ（変数）の特徴を表すのに用いられる数値です．**表8-1**は，1つの変数をあらわすときに用いる代表値のまとめです．二値変数やカテゴリ変数の代表値は割合になります．連続変数は変数が正規分布するのか，正規分布しないのかで2つに分けて考えます．正規分布は**図8-1**のような分布をしている連続変数です．平均値を中心として，左右対称にデータがバラついているために，平均値と標準偏差という2つの値で性質をあらわすことができます．具体的には，ある年齢の男性の身長や体重などが，正規

表8-1　変数の種類と使用する代表値

変数	代表値
二値変数	割合（%）
カテゴリ変数	割合（%）
連続変数（正規分布）	平均値・標準偏差
連続変数（非正規分布）	中央値・四分位範囲

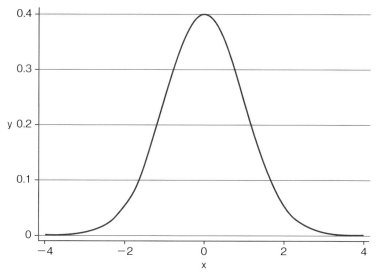

図8-1　正規分布

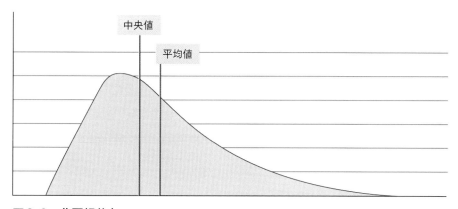

図8-2　非正規分布

分布をする連続変数の例です.

　正規分布しない連続変数の具体例としては，在院日数や医療費などです．例えば，在院日数は，入院して数日以内がほとんどですが，一部の人が長期化するので，**図8-2**のように左に偏り右に裾をひいた変数になっています（スカートの裾のように見えるので右に裾をひいた，左に裾をひいた変数というよび方をよくします）．このような非正規分布の変数は，平均値と標準偏差を提示されてもデータのイメージがつきにくいために，中央値と四分位範囲という数値で変数の性質をあらわすとわかりやすいです.

　ところで，平均値・標準偏差，中央値・四分位範囲とは何だったか覚えていますか？簡単に復習しておきましょう.

memo ・平均値（mean）とは

すべての数を足してデータ数で割った数です．

例：2，4，6の平均値は（2＋4＋6）÷3＝4

・標準偏差（standard deviation：SD）とは

変数のバラつきをあらわす指標です．

すべての数と，その平均との差の二乗の合計を（症例数－1）で割った値の平方根です．

例：2，4，6の標準偏差は $\sqrt{\dfrac{\{(2-4)^2+(4-4)^2+(6-4)^2\}}{(3-1)}}=2$

＊入手したデータは母集団からのサンプリングデータで，その補正のため（サンプル数－1）で割ります．

・パーセンタイル値とは

データを小さい順に並べ，最小値を0％，最大値を100％としたときに，その値の順番が何％になるかを示したものです．実際には25パーセンタイル値，50パーセンタイル値，75パーセンタイル値がよく用いられます．

25パーセンタイル値は第1四分位数，50パーセンタイル値は第2四分位数，75パーセンタイル値は第3四分位数ともよびます．

・中央値（median）とは

変数を値順に並べてちょうど真ん中の数になります．50パーセンタイル値と同じになります．偶数個の変数の場合は，中央2つの値の平均値をとります．

例：1，2，3，4，5，6，7，8，9，10の中央値は（5＋6）÷2＝5.5

・四分位範囲（interquartile range：IQR）とは

25パーセンタイル値から75パーセンタイル値の数の範囲です．

例：1，2，3，4，5，6，7，8，9，10のデータでは，25パーセンタイル値が3，75パーセンタイル値が8のため，四分位範囲は3-8となります．

課 題

課題8 全患者の男女それぞれの代表値（割合）を確認する

課題9 全患者のBMIカテゴリごとの代表値（割合）を確認する

課題10 全患者のCRP値（正規分布）の代表値（平均・標準偏差）を確認する

課題11 全患者の在院日数（非正規分布）の代表値（中央値・四分位範囲）を確認する

課題 **8**

全患者の男女それぞれの代表値（割合）を確認する

 ## コマンド入力/クリック操作

　まず二値変数の場合の代表値を見ていきましょう．全患者の男女の割合はどうなっているのかを確認しましょう．コマンド入力でもクリック操作でも **課題3** の度数分布表の作成方法と全く同じです（**図7-2, 7-3**）．そちらを参考に操作してみましょう．

 ## 結果の解釈

　結果も **課題3** と同様に**図8-3**となり，女性の割合は54.1％，男性の割合は45.9％とわかります．結果を示すときには，男性，女性両方の割合を記載してもよいですが，二値変数の場合は，片方を示せば自ずと反対側の割合がわかるので片側だけの結果を示しても大丈夫です．

```
. tabulate male, missing
```

男性 = 1, 女性 =0	人数 Freq.	割合 Percent	累積割合 Cum.
0	541	54.10	54.10
1	459	45.90	100.00
Total	1,000	100.00	

図8-3　結果：男女の割合

 課題 **9**

全患者のBMIカテゴリごとの代表値（割合）を確認する

 ## コマンド入力/クリック操作

　続いてカテゴリ変数の場合の代表値を見ていきましょう．全患者のBMIカテゴリごとの割合はどうなっているのかを確認しましょう．こちらもコマンド入力でもクリック操作でも **課題3** **課題4** の度数分布表の作成方法と全く同じです（**図7-2, 7-3**）．そちらを参考に操作してみましょう．

結果の解釈

結果は 課題4 と同様に図8-4になります．この結果から，BMIのカテゴリ別の割合は
BMI 18.5未満で219名（22%），18.5-24.9で492名（49%），25以上で289名（29%）と
わかります．

```
. tabulate bmicat, missing
```

BMIカテゴリ	人数 Freq.	割合 Percent	累積割合 Cum.
<18.5	219	21.90	21.90
18.5-24.9	492	49.20	71.10
25-	289	28.90	100.00
Total	1,000	100.00	

図8-4　結果：BMIカテゴリ別の人数の割合

課題10　全患者のCRP値（正規分布）の代表値（平均・標準偏差）を確認する

「CRP」の値を例として，正規分布する連続変数の平均値・標準偏差を求めましょう．

CRPの値の分布は，課題5 で作成したヒストグラム（図7-10）を確認します．正規分
布しているかどうかは，平均値を中心にほぼ釣鐘状に値が分布していることを視覚的に確
認すれば大丈夫です（厳密には正規分布しているかどうかを検定する方法がありますが，
結果はサンプル数に大きく左右されるため本書では視覚的な判断を推奨しています）．

コマンド入力

連続変数の代表値を表示させる構文は下記となります．

```
summarize 変数, detail
```

オプションのdetailがないと，平均値，標準偏差など最低限の代表値しか表示されませ
ん．では，コマンドを入力してみましょう．

```
summarize crp, detail
```

クリック操作

❶メニューバーから「統計」 → 「要約/表/検定」 → 「要約と記述統計量」 → 「記述統計量」を選択.

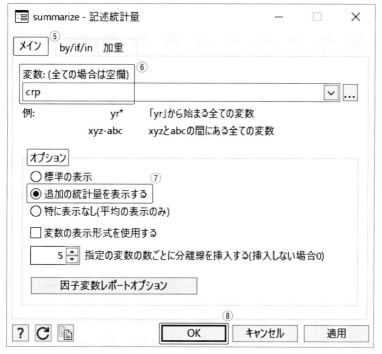

図8-5 **記述統計量のメニュー操作**

❷メインタブの「変数」から"crp"を選択.

❸「オプション」で"追加の統計量を表示する"を選択.

❹最後に"OK"をクリック.

図8-6 **記述統計量の設定**

 結果の解釈

結果（図8-7）の「Obs」から観測数（症例数），「Mean」から平均値，「Std.Dev.」から標準偏差を読みとります. **欠損値があると症例数がその分減っているはずなので必ず確認しましょう.** 変数が正規分布のときは，「Mean」「Std.Dev.」だけ注目すれば十分です. 論文等には，「CRP（mg/dL），平均値（標準偏差）8.00（1.57）（n = 1,000）」のように記述します.

なお，「Smallest」「Largest」に数字が4つずつ並んでいます．これは，データのなかで最も小さい値と最も大きい値をそれぞれ4つ表示しています．

```
. summarize crp, detail

                    C反応性蛋白(mg/dL)

             Percentiles      Smallest
     1%          4.3             3.2
     5%          5.3             3.3
    10%            6             3.5      Obs             1,000    症例数
    25%            7             3.5      Sum of Wgt.     1,000

    50%          7.9                      Mean          7.9951    平均値
                               Largest    Std. Dev.   1.572781    標準偏差
    75%         9.05            12.1
    90%         10.1            12.6      Variance     2.47364
    95%         10.5            12.7      Skewness   -.0302031
    99%        11.65              13      Kurtosis    2.988266
```

図8-7　結果：CRP値の詳細

課題11　全患者の在院日数（非正規分布）の代表値（中央値・四分位範囲）を確認する

「在院日数（length of stay：los）」の値を例として，正規分布しない連続変数の中央値・四分位範囲を求めましょう．

losが正規分布しないことは，先程と同様に 課題5 を参考にヒストグラムを確認しましょう．結果は図8-8のようになり，正規分布していないことがわかります．くり返しになりますが，正規分布しているかしていないかは視覚的な判断で構いません．

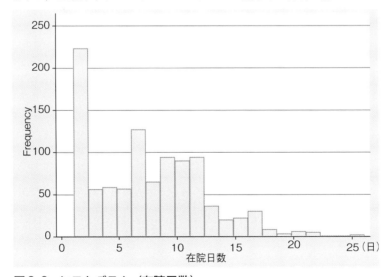

図8-8　ヒストグラム（在院日数）

コマンド入力

非正規分布の場合も代表値を表示させる構文は同じです．**課題10**を参考に入力してみましょう．実際のコマンドは次のようになります．

```
summarize los, detail
```

クリック操作

クリック操作も，先の**課題10**のときと全く同様です．ただし，変数は「los」を選択します．

結果の解釈

正規分布のときと同じように結果がでます（**図8-9**）．「Obs」から観測数（症例数），「50パーセンタイル値」から中央値を読みとります．「25パーセンタイル値」「75パーセンタイル値」から四分位範囲を読みとります．正規分布していないときは，中央値，25パーセンタイル値，75パーセンタイル値に注目します．

「在院日数（日），中央値（四分位範囲）　7（3-10）（n＝1,000）」のように記述します．

```
. summarize los, detail

                         在院日数(日)

      Percentiles      Smallest
 1%        1              1
 5%        1              1                                    症例数
10%        1              1         Obs            1,000
25%        3 25パーセンタイル値 1     Sum of Wgt.    1,000

50%        7 中央値 (50パーセンタイル値)  Mean           7.221
                     Largest       Std. Dev.      4.845579
75%       10 75パーセンタイル値 23
90%       13             24         Variance       23.47964
95%       16             26         Skewness       .5630259
99%       20             26         Kurtosis       3.02864
```

図8-9　結果：在院日数の詳細

参考文献

1）「統計学入門」（東京大学教養学部統計学教室／編），東京大学出版会，1991

コラム③
奇跡の確率

日常の奇跡

　1989年，プロ野球セ・リーグ巨人対パ・リーグ近鉄の日本シリーズの試合を知っていますか？ 随分古い話なので，知っている読者は少ないかもしれません．日本シリーズは，セパ両リーグの代表チームが日本一を懸けて争うプロ野球の一大イベントです．7戦4勝制で，先に4勝したチームが日本一となり，その後の試合は行われません．この1989年の日本シリーズは，近鉄が先に3連勝して，もう一敗もできなくなった巨人が怒涛の4連勝で逆転し日本一に輝いたのです．当時，テレビや新聞などマスコミは皆，奇跡の優勝と巨人を讃えました．

奇跡の確率を計算してみよう

　さて，3連敗した巨人が，その後4連勝をする確率を計算してみましょう．前提として，近鉄と巨人の実力は拮抗していてどちらが勝つ確率も0.5（50％）と仮定しましょう．すると下記のようになります．

$$0.5^4 = 0.0625 = 6.25\%$$

Stataで計算する方法は，

```
display 0.5^4
```

と入力します．

　コマンド「display」は計算結果などを表示します．「^」（累乗記号）はキーボードで右上（「¥」の左隣）にあります．英語キーボードなら「Shift＋6」で入力できます．

　このように4連勝する確率は5％を超えます．統計学の検定で使う有意水準5％以上の値です．巨人が4連勝することは，偶然に起こりうることで“奇跡”ではなかったということになります．

　もちろん，3連敗してから4連勝する確率は，

$$0.5^7 = 0.0078125 = 約0.78\%$$

Stataで計算する方法は，

```
display 0.5^7
```

と入力します.

　今度は有意水準5%を下回り"奇跡的"なことと言えそうです.つまり,4連勝するだけなら起こりうる話ですが,3連敗したあとに4連勝して逆転するという展開は奇跡的と言えるでしょう.

　その他に,身近な確率としては,例えばトランプのポーカーでツーペア(2枚ずつ同じ数字の札が揃う役)の確率やフォーカード(同じ数が4枚すべて揃う札)となること,1クラス(30人として)に1組以上,同じ誕生日の人がいることが奇跡的かみてみましょう.

・ポーカーでツーペアとなる確率

```
display　comb(13,2)*comb(4,2)*comb(4,2)*(11*4)/comb(52,5)
```

　「comb(n,a)」は,コンビネーション($_nC_a$)を計算できるStataのコマンドです.
　ポーカーは手持ちのカード5枚の組み合わせで勝負します.A〜Kまでの数字13種類から2種類を選んで,その2種類の数字のマークの組み合わせを4種類(◆♣♥♠)から2枚ずつ選んで,残りの11種類の数字・4種のマークから1枚選ぶ方法を,全52枚から5枚選ぶ方法で割るという式になります.結果,ツーペアの確率は約4.8%となり有意水準の5%以下となりますが,20回に1回は起こりうるという解釈もできます.

・ポーカーでフォーカードとなる確率

```
display　comb(13,1)*comb(4,4)*(12*4)/comb(52,5)
```

　A〜Kまでの数字13種類から1種類を選んで,マーク種類(◆♣♥♠)から4枚全部選んで,残りの12種類の数字・4種類のマークから1枚選ぶ方法を,52枚から5枚選ぶ方法で割るという式になります.結果,フォーカードの確率は約0.024%となり,奇跡と言えます.

・1クラスに同じ誕生日の人が1組以上いる確率

```
display　1-(365*364*363*…*337*336/365^30)
```

　30人全員の誕生日が別になる確率を1から引けばよいので,1人目は365日のうちいずれの日でもよく,365/365,2人目は365日のうち1人目とは別の日で364/365,3人目は363/365と30人目までをかけあわせるという式になります.結果,同じ誕生日の人が1組以上いる確率は70.6%となります.これは奇跡ではないですね.

　他には,宝くじで1等7億円が当たる確率は,0.000005%,5択問題で10問すべて正解になる確率が0.00001%,四葉のクローバーが発生する確率0.001%ということです.

　このようにいろいろと日常の奇跡の確率を計算してみるのもおもしろいかもしれません.

第9章 2群間のカテゴリ変数の比較検定

カイ二乗検定, Fisher の正確確率検定

Point

- カイ二乗検定, Fisher（フィッシャー）の正確確率検定は群間の割合（比率の差）の比較検定を行う
- 基本はカイ二乗検定でよい. サンプル数が少ないときに注意
- 分割表内に偏りがないかを調べる検定なので, 行と列が入れ替わっても検定結果（*P*値）は変わらない

1 | 2群間の比較と検定統計量

本章より, 具体的な統計検定・解析に入ります.

1) 群間の割合の比較とは？

カイ二乗検定, Fisher の正確確率検定はどちらも「クロス集計表のどこかに偏りがあるかを調べる検定」です. クロス集計表（分割表）は, 比較したい群を, 結果に分けて表にしたものです（**表9-1**）. 2群と2群で分ける2×2表（ツーバイツーテーブルとよぶ）が多いですが, 3群と3群など数が増えても同じです.

糖尿病の有無と性別の割合を例に考えてみましょう. まず, **表9-1**を見てください. もし, 糖尿病の有無に性別が関係していなければ, 理論上, すべてのマスに入る人数はすべて等しくなります（**期待値**）. しかし, 毎回このように理論通りになるわけではなく, マスの人数はどのマスも同じではありません. 例えば**表9-2**のようになることがあります. **表9-1**と**表9-2**の差が誤差の範囲なのか, それとも, 糖尿病の有無と性別に関連があるのか

表9-1 糖尿病の有無と性別のクロス集計表（偏りなし）

	糖尿病なし	糖尿病あり
女	10人（50％）	10人（50％）
男	10人（50％）	10人（50％）

表9-2 糖尿病の有無と性別のクロス集計表（偏りあり）

	糖尿病なし	糖尿病あり
女	8人（40％）	12人（60％）
男	12人（60％）	8人（40％）

を判断する必要があります．このように偶然の誤差なのかそれとも関係があり偏りが生じているのかを調べることを，**クロス集計表の偏りを調べる**といいます．カイ二乗検定やFisherの正確確率検定を使って，その偏りを調べる（検定する）わけです．

期待値とは？

変数の**理論的な平均値**で，2つの変数に全く関連がないと仮定したときに，各マスに計算される値のこと．クロス集計表で，比較したい2群間の人数が同じあれば，**表9-1**のようにすべてマスの期待値が同じになる．

2）検定をする理由

表9-3はサンプルデータ（症例数1,000人）の治療Xの有無と性別でクロス集計表を書いたものです．検定結果はP値0.02であり，治療方法と性別には偏りがあります．一方，**表9-4**は症例数を200人に減らして，治療の割り当てを同様の割合にして，クロス集計表を書いています．**表9-3**と**表9-4**の各セルの下の行（割合）を見比べると，同じになっていることがわかると思います．治療ありの男女の割合の差は7％（58 － 51％）です．差があるように感じますか？差があるように感じる人と感じない人がいるのではないでしょうか．人の感覚は曖昧です．実際，検定をすると，各群の割合は同じですが，**表9-4**のP値は0.35となり，**表9-3**と統計学的有意差も変わります．統計的な検定はサンプル数も考慮されるため，同じ割合だからといって，同じP値になるわけではないのです．つまり，200人程度のサンプル数であれば，このぐらいの偏りは誤差というわけです．したがって，値を見ただけで，割合に差があるかどうかの議論はしてはいけません．必ず統計学的に検定が必要です．

表9-3　治療の有無と性別のクロス集計表
（症例数 ＝ 1,000）

	治療なし	治療あり	計
女	266人 （49％）	275人 （51％）	541人 （100％）
男	191人 （42％）	268人 （58％）	459人 （100％）
計	457人 （46％）	543人 （54％）	1,000

*P*値 ＝ 0.02

表9-4　治療の有無と性別のクロス集計表
（症例数 ＝ 200）

	治療なし	治療あり	計
女	53人 （49％）	55人 （51％）	108人 （100％）
男	39人 （42％）	53人 （58％）	92人 （100％）
計	92 （46％）	108 （54％）	200

*P*値 ＝ 0.35

3) 検定統計量とは？

　統計検定の概念を理解するのに「検定統計量」について知っておきましょう．いきなりややこしい単語が出てきましたが，まずはこういうものだという程度理解してもらえれば問題ありません．簡単に言うと，検定統計量とは，比較すべき複数の値を1つの値に置き換えたものです．その検定統計量をP値に置き換えた後，その基準値（通常は0.05）に照らし合わせて，有意かどうかを評価します．単純に書くと，統計検定とは**図9-1**の流れになります．このことをイメージできると，統計解析が理解しやすくなると思います．

　先程，割合の差を見るときに，そのまま割合だけみても，表の偏りを評価できませんと述べました．群間を比較するのには，複数の値（症例数，分散，平均値など）を使って評価します．複数の値をそれぞれ比較するのでは，その差が有意かどうかの評価が困難になるので，1つの値（検定統計量）に置き換えて評価する必要があるのです．臨床現場でよく使っているスコアリングシステムと似たものだと思ってください．例えば，新生児の出生時の状態を評価したいときに，心拍の回数だけで評価することはできるでしょうか？いいえ．できません．状態を把握するのには，心拍数，皮膚の色，反応の程度，活動の程度，呼吸の程度の5項目を評価する必要があります．群間比較と同様に，5つの項目を同時に評価するのは困難なので，1つの値（Apgar score）に置き換えます．そうすれば，その値に対する基準と照らし合わすことで，複数の項目を同時に評価することができます（ちなみに，P値0.05にあたるApgar scoreの基準値は7点です．7点以上なら正常，それ未満であれば，新生児仮死と判断します）．

　カイ二乗検定では，観測値，サンプル数とその期待値から検定統計量を算出します（コラム5参照）．それぞれの検定方法で，どの値をどのように計算して検定統計量が算出されるか決まっています．そして，検定統計量の数字だけでは判断が難しいので，算出された統計量が得られる確率（P値）に置き換えて評価しているのです．

　最初から数式を解読する必要はありません．統計ソフトがしてくれます．ただ，検定統計量やその数式も少し勉強するともっと臨床研究がおもしろくなるかもしれません．興味がでてきたら，ぜひ詳しい本を読んでみてください．

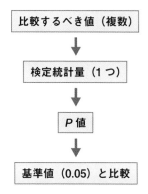

図9-1　統計検定の流れ

2　カイ二乗検定，Fisherの正確確率検定とは？

1) 検定の概要

　ここではカイ二乗検定とFisher（フィッシャー）の正確確率検定の概要を説明します．詳細はコラム5を参照してください．くり返しになりますが，どちらも単純に人数の多い・少ない，割合の高い・低いを比べているわけではなく統計学的に表の偏りの有無を検定しています．

　カイ二乗検定では，まず集計された結果から作成されたクロス集計表をもとに，理論上の期待値からなるクロス集計表を作ります．糖尿病の有無と性別の例では実際に集計されたクロス集計表が**表9-2**であり，その理論上の偏りのない表が**表9-1**です．そして，偏りのない理論上のクロス集計表と実際のクロス集計表を比べて偏りを検定します．具体的には，その2つの表から検定統計量（カイ二乗値）を算出し，その値とサンプル数からP値の概算をします．

　一方，Fisherの正確確率検定は，集計数の中の1番少ない数の群において，その発生数以下になる事象が起きる確率を計算した値がP値になります．**表9-4**の場合は，一番少ない数は39（治療なし，男性のマス）なので，「治療なし，男性」が0～39となる場合（40通り）のそれぞれの確率を求めて足し合わせた値がP値です．そのため，少なくとも40回の計算が必要です．**表9-3**の場合は，最小値が191（治療なし，男性のマス）なので，192回の計算が必要になります．コンピューターの性能が上がった現在では，あまり計算時間がかからないかもしれませんが，昔はFisherの正確確率検定を行うのは現実的ではなく，カイ二乗値の推定でP値の近似値が得られるため，カイ二乗検定が行われていました．

　2つの方法の違いは，計算方法だけです．検定している対象は同じであり，カイ二乗検定は，**近似したP値**を，Fisherの正確確率検定は**直接計算したP値**を算出します．

2) カイ二乗検定とFisherの正確確率検定の使い分け

　カイ二乗検定，Fisherの正確確率検定と2つの検定を説明していますが，どのように使い分けるべきでしょうか．基本的には，ほぼ同じ値になります．サンプル数の少ない研究では，カイ二乗検定とFisherの正確確率検定との誤差が大きいことがわかっており，一般的に2×2表のときに，症例数が20例以下の場合，または症例数が40以下であっても各セルの期待値（期待度数）が5以下のマスが存在するときはカイ二乗検定ではなくFisherの正確検定を使うとよいとされていますが，すべてカイ二乗検定で問題ないという主張もあります（コラム4参照）．いまだに必ずどちらを使うべきという統一されたルールはありません．

課題 12　新規治療Xと標準治療の男女の割合の差を検定する

 コマンド入力

　　表9-5のようなクロス集計表＋P値の表を作成するのが目標です．今回は，カイ二乗検定を行いましょう．Fisherの正確確率検定や使い分けのときに基準にする期待値はコラム5を参照してください．

　　Stataではカイ二乗検定・Fisherの正確確率検定を同時に行うことができます．クロス集計表を作り，検定をするときはコマンド「tabulate」を使用します．構文は，

> tabulate　アウトカム変数　曝露変数，　chi2　column

　　構文において，アウトカム変数（比べたい変数）と曝露変数（比較する群）を入れ替えても，同じ結果が算出されます．「，」の後に続く，chi2はカイ二乗検定，また，columnは列ごとに割合を算出することを指定しています．ちなみに，「row」をつけると，行ごとに割合を算出し，「exact」をつけるとFisherの正確確率検定を行うことができます．

　　では，サンプルデータにおけるコマンドを入力してみましょう．性別のアウトカム変数は「male」，新規治療X群の曝露変数は「trentment X」です．コマンド入力のルールは第5章で確認しましょう．

> tabulate　male　treatmentx，　chi2　column

表9-5　治療と性別のクロス集計表

	標準治療	新規治療X	合計
女	266 (58%)	275 (50%)	541 (54%)
男	191 (42%)	268 (50%)	459 (46%)
合計	457 (100%)	543 (100%)	1,000 (100%)

P値＝0.02

クリック操作

❶メニューバーから「統計」→「要約 / 表 / 検定」→「度数分布表」→「二元配置表 / 関連係数」を選択.

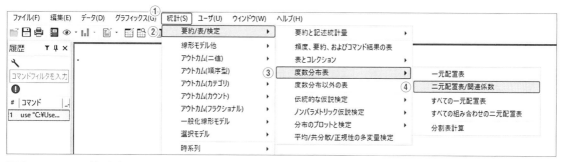

図9-2　クロス集計表のメニュー操作

❷メインタブの「行の変数」は"male"を選択→「列の変数」は"treatmentx"を選択.

図9-3　クロス集計表の設定1

❸メインタブの「検定統計量」は"ピアソンのカイ二乗",「セルの内容」は"列内の相対度数"をチェック.

❹最後に"OK"をクリック.

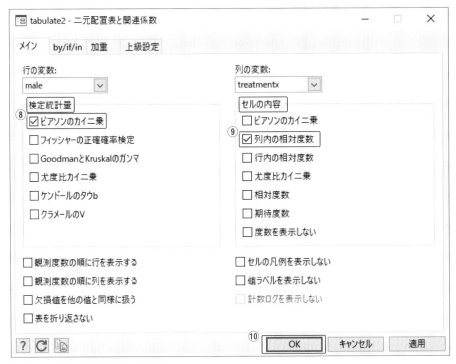

図9-4　クロス集計表の設定2

結果の解釈

　　結果は図9-5のようになります. さまざまな値が出力されますが, 左上のKeyと書かれている四角い枠のなかに, クロス集計表の各欄に出力されている値の内容が表示されます. 本表の各欄の数値では上からfrequency (度数, 人数), column percentage (列の割合) をあらわしていることがわかります. 表の下にある「Pearson chi2(1)=」が検定統計量 (カイ二乗値),「Pr=」がカイ二乗検定のP値です.

　　したがって, この結果は, 全体の人数は1,000人で, 新規治療Xなし群の女性は266人 (58%), 男性は191人 (42%), 新規治療Xあり群の女性は275人 (51%), 男性は268人 (49%) であり, そのカイ二乗検定の結果はP値0.017であると読みとれます. これは「新規治療Xと標準治療の2群間には, 男女の割合の差を認める ($P = 0.02$)」と解釈します.

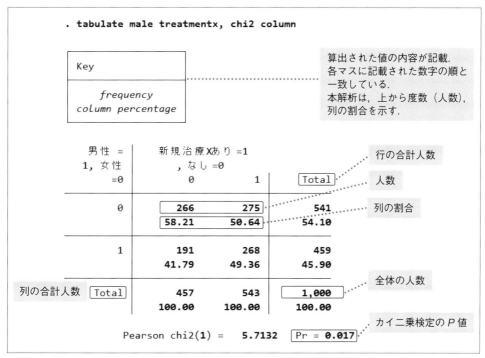

図9-5　結果：新規治療Xと標準治療の男女の割合の差

■ 参考文献

1 ）Pearson K：X. On the criterion that a given system of deviations from the probable in the case of a correlated system of variables is such that it can be reasonably supposed to have arisen from random sampling. The London, Edinburgh, and Dublin Philosophical Magazine and Journal of Science, 50：157-175, 1900

2 ）「Mathematical Methods of Statistics Princeton Landmarks in Mathematics」（Cramér H), Princeton University Press, 1946

3 ）Agresti A：A Survey of Exact Inference for Contingency Tables. Statist. Sci., 7：131-153, 1992

4 ）Fisher RA：On the Interpretation of $\chi 2$ from Contingency Tables, and the Calculation of P. J R Stat Soc, 85：87-94, 1922

5 ）Lydersen S, et al：Recommended tests for association in 2 x 2 tables. Stat Med, 28：1159-1175, 2009

6 ）Lydersen S, et al：Choice of test for association in small sample unordered r x c tables. Stat Med, 26：4328-4343, 2007

7 ）Martín Andrés A, et al：Comments on "Two-tailed significance tests for 2×2 contingency tables: What is the alternative?" by Robin J Prescott Statistics in Medicine 2019;38:4264-4269. Stat Med, 39：510-513, 2020

8 ）Prescott RJ：Two-tailed significance tests for 2×2 contingency tables: What is the alternative? Stat Med, 38：4264-4269, 2019

9 ）松山 裕：カテゴリカルデータの解析（＜連載＞統計学再入門 第4回）．心身医学，53：874-879，2013

10）「医療統計解析使いこなし実践ガイド 臨床研究で迷わないQ&A」（対馬栄輝／編），羊土社，2020

11）「統計学演習」（村上正康，安田正実／著），培風館，1989

12）「Rによる統計解析の基礎」（中澤 港／著），ピアソン・エデュケーション，2003

コラム④
簡単にクロス集計表の検定をしたいとき

　ここでは，データをすべて入力しなくても集計データだけから検定だけしたいときの方法を説明します．無料で検定結果を算出してくれるオンラインサイトもありますが，Stataを使った方が入力データもコマンドも保存できて便利です．今回は，**表I**に示す集計値のみをもっていて，治療Aあり・なしの2群間の男女の割合の差を検定をしたいということを想定します．

表I　集計値の例

	治療Aなし	治療Aあり	P値
性別			?
女	4	15	
男	7	5	

 ## コマンド入力

　クロス集計表を手動で入力し，検定するときは，コマンド「tabi」を使用します．
構文は下記の通りです．

```
tabi 集計値1 集計値2¥集計値3 集計値4, chi2 exact column expected
```

　「¥」を入力できない場合には¥を「\」（バックスラッシュ）に変更してください（入力できれば，「¥」でも「\」どちらでも大丈夫です）．「,」の後に続くオプションは第9章のコマンドtabulateと同じです．chi2はカイ二乗検定，exactはFisherの正確確率検定を行うことを指定します．また，columnは列ごとに割合を算出，expectedは期待値の算出をすることを指定しています．集計値1，2，3，4の順番は**表II**の通りで，**表I**では4，15，7，5となります．

表II　コマンドの集計値の順番

	治療Aなし	治療Aあり	P値
性別			?
女	集計値1 →	集計値2	
男	集計値3 →	集計値4	

では，コマンドを入力してみましょう．

```
tabi␣4␣15¥7␣5,␣chi2␣exact␣column␣expected
```

※¥は「\」（バックスラッシュ）でも構いません

クリック操作

では，クリック操作でもやってみましょう．

❶メニューバーから「統計」→「要約 / 表 / 検定」→「度数分布表」→「分割表計算」を
選択．

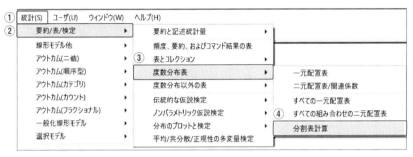

図 I　クロス集計表のメニュー操作

❷メインタブの「ユーザー指定のセルの度数」に"集計値"を入力．

表 II のセルの順で入力してください．セルを改行するときは「¥」で区切りましょう（ま
たはバックスラッシュ「\」）．

図 II　集計値の設定

❸メインタブの「統計検定量」は「ピアソンのカイ二乗」「フィッシャーの正確確率検定」をチェック → 「セルの内容」は「列内の相対度数」「期待度数」をチェック.

❹最後に"OK"をクリック.

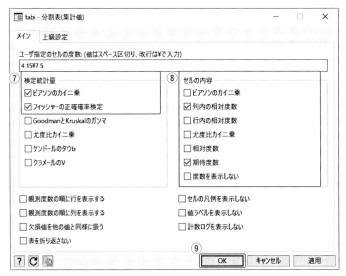

図Ⅲ　検定内容の設定

結果の解釈

　　結果は図Ⅳのようになり, 見かたは, 第9章の図9-5と同じです. ただし, 今回のように数字だけ入力した場合には, 変数に名前がなく, row（行）, col（列）と表示されますので, 注意してください.

　　全体のサンプル数が31人, 左下のセル（男性, 治療Aあり）の期待値が4.3人と5以下です. 一般的な基準では, 本検定はFisherの正確確率検定を行うのが望ましいです（第9章参照）. よって, Fisherの正確確率検定のP値を採用し, 「治療Aあり・なしの2群間には, 男女の割合の統計学的に差を認めない（P = 0.06）」と解釈します.

　　P値を見てみるとカイ二乗検定ではP値0.035と有意差を認めますが, Fisherの正確確率検定ではP = 0.056と有意差を認めていません. このように用いる検定方法によって結果が統計学的に有意であるかどうかが変わることがあるため, 注意が必要です. Fisherの正確確率検定の使用の基準, 使用の必要性にはさまざまな意見があります. 一般的には, 第9章で述べた基準が使われていることが多いですが, もし判断に迷う場合は専門家に判断を仰ぐことをお勧めします.

```
. tabi 4 15\7 5, chi2 column exact expected

┌─────────────────────┐
│ Key                 │
│                     │
│    frequency        │
│ expected frequency  │
│ column percentage   │
└─────────────────────┘

                    col
       row │      1           2   │      Total
      ─────┼──────────────────────┼──────────
         1 │      4          15    │       19
           │    6.7        12.3    │     19.0
           │  36.36       75.00    │    61.29
      ─────┼──────────────────────┼──────────
         2 │      7           5    │       12
           │    4.3         7.7    │     12.0
           │  63.64       25.00    │    38.71
      ─────┼──────────────────────┼──────────
     Total │     11          20    │       31
           │   11.0        20.0    │     31.0
           │ 100.00      100.00    │   100.00

           Pearson chi2(1) =    4.4652   Pr = 0.035
           Fisher's exact =                    0.056
    1-sided Fisher's exact =                   0.042
```

図Ⅳ　結果：治療Ａあり・なしの男女の割合の差

■ 参考文献

1 ） Pearson K：X. On the criterion that a given system of deviations from the probable in the case of a correlated system of variables is such that it can be reasonably supposed to have arisen from random sampling. The London, Edinburgh, and Dublin Philosophical Magazine and Journal of Science, 50：157-175, 1900

2 ）「Mathematical Methods of Statistics Princeton Landmarks in Mathematics」（Cramer H), Princeton University Press, 1946

3 ） Agresti A：A Survey of Exact Inference for Contingency Tables. Statist. Sci. 7：131-153, 1992

4 ） Fisher RA：On the Interpretation of $\chi 2$ from Contingency Tables, and the Calculation of P. J R Stat Soc, 85：87-94, 1922

5 ） 松山 裕：カテゴリカルデータの解析（＜連載＞統計学再入門 第4回）. 心身医学, 53：874-879, 2013

6 ）「医療統計解析使いこなし実践ガイド 臨床研究で迷わないQ&A」（対馬栄輝／編）, 羊土社, 2020

7 ） Lydersen S, et al：Recommended tests for association in 2 × 2 tables. Stat Med, 28：1159-1175, 2009

8 ） Richardson JT：The analysis of 2 × 2 contingency tables--yet again. Stat Med, 30：890; author reply 891-892, 2011

コラム⑤
カイ二乗検定と
Fisher の正確確率検定の計算法

　ここではクロス集計表の偏りを検定するカイ二乗検定とFisher（フィッシャー）の正確確率検定の計算方法の手順を説明します．

カイ二乗検定

　カイ二乗検定は変数が独立か否かを検定します（独立性の検定）．カイ二乗検定における帰無仮説は以下になります．

> 証明したいこと：2つの変数は独立ではない（関連がある）
> 帰無仮説H0　　：2つの変数は独立である（関連はない）

　第9章でも述べていますが，独立性を検定するのに，単純に「人数が多い少ない，割合が高い低い」を検定しているわけではありません．偏りがないときの理想の値（期待値）を基準にしてその差を検定します．
　表Ⅰのクロス集計表を例に検定してみましょう．
　男：女＝1：1（10人：10人）のサンプルで，治療の有無に偏りがあるかどうかを調べた例です．女性の治療ありは80％，男性の治療ありは40％であり，一見，差がありそうです．
① まず，もし**表Ⅰ**のサンプルに全く偏りがないときの理想の値（期待値）のクロス集計表を作成します（**表Ⅱ**）．期待値の説明は第9章を参照してください．
② ついで，**表Ⅰ**と**表Ⅱ**を比較します．赤い枠（□）で囲まれた全4マスにおいて，「期待値」と「観測値」の差を2乗した値を「期待値」で割ります．つまり，以下の式で各マスを計算します．

$$\frac{（観測値-期待値）^2}{期待値}$$

③ 次に，それぞれのマスの計算結果（**表Ⅲ**）から検定統計量を求めましょう．
　検定統計量（カイ二乗値）は**表Ⅲ**の□の中の4マスの計算値をすべて足し合わせた値3.33（1＋0.67＋1＋0.67）になります．この3.33という値からP値を求めます．詳細は専門書をご覧ください．

表Ⅰ　治療の有無と性別のクロス集計表

	治療なし	治療あり	合計
女	2 (20 %)	8 (80 %)	10 (100 %)
男	6 (60 %)	4 (40 %)	10 (100 %)
合計	8	12	20

表Ⅱ　治療の有無と性別の<u>期待値</u>のクロス集計表

	治療なし	治療あり	合計
女	4 (40 %)	6 (60 %)	10
男	4 (40 %)	6 (60 %)	10
合計	8	12	20

表Ⅲ　各マスにおけるカイ二乗値

	治療なし	治療あり
女	$\dfrac{(2-4)^2}{4}=1$	$\dfrac{(8-6)^2}{6}=0.67$
男	$\dfrac{(6-4)^2}{4}=1$	$\dfrac{(4-6)^2}{6}=0.67$

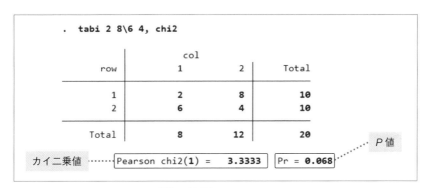

図Ⅰ　Stataによるカイ二乗値の結果

では，Stataでもカイ二乗値を計算してみましょう．

```
tabi 2 8¥6 4, chi2
```

と入力してください．このコマンド入力の詳細はコラム4を参照してください．図Ⅰの結果が出ましたか？

「Pearson chi2(1)」がカイ二乗検定の検定統計量を示しています．計算した値と同じですね．この3.33から求められるP値が0.068というわけです．有意差はありませんでした．よって，帰無仮説は棄却されず，性別と治療は独立ではないとはいえないという結論になります．あくまでも，独立していることを証明できなかっただけで，こういう曖昧な表現になります．カイ二乗検定は表の中での偏りを検定しているので，行列（縦横）が入れ替わっても結果は同じです．

Fisherの正確確率検定

Fisherの正確確率検定は，カイ二乗検定と違って，期待値との比較を行うわけではありません．第9章で説明した通り，直接計算をしてP値を算出します．先ほどのカイ二乗検定と同様に表Iを使ってやってみましょう．ここで帰無仮説の話に戻ります（詳細は第4章参照）．今回検定したいことは，性別で治療の有無に偏りがあるか（性別と治療が独立しているか）ということです．帰無仮説は証明したいことの反対のことになるので，性別と治療の有無の間には偏りはないということを検定します．

この帰無仮説に基づいて，「10人の女性と10人の男性（計20人）から，治療なしを8人，治療ありに12人にランダムに割り当てられる」ということを想定します．この条件において，一番人数の少ないマスで，実際の観測値以下のことが起きることが稀なのかどうかを検定します※．つまり，この場合は，表Iの赤いマスの部分（各行・列の合計の部分）を固定し，女性で治療なし群が2人，1人，0人である確率の合計が0.05以下であるかどうかをみるということです．赤の部分を固定すると，2×2のクロス集計表は1つの値をXとしたとき，そのほかの3つの値もXを使って置き換えることができます（表IV）．例えば，Xが1であれば，表Vのように決まるので，その確率を計算できます．

※ 正確には，期待値より小さい場合のときは値の少ない方向へ，期待値より大きい場合は，値を大きい方向の確率を求め，足し合わせます．

では，女性で治療なし群が2人，1人，0人のそれぞれの確率を計算してみましょう．

---

① $X = 2$のときの確率（治療なしで女性2人，男性6人）$= \dfrac{{}_{10}C_2 \times {}_{10}C_6}{{}_{20}C_8} = \dfrac{45 \times 210}{125,970}$
$= 0.075$

② $X = 1$のときの確率（治療なしで女性1人，男性7人）$= \dfrac{{}_{10}C_1 \times {}_{10}C_7}{{}_{20}C_8} = \dfrac{10 \times 120}{125,970}$
$= 0.0095$

③ $X = 0$のときの確率（治療なしで女性0人，男性8人）$= \dfrac{{}_{10}C_0 \times {}_{10}C_8}{{}_{20}C_8} = \dfrac{1 \times 45}{125,970}$
$= 0.00036$

Fisherの正確確率検定のP値は，前述の①〜③までの確率を足し合わせ0.075 + 0.0095 + 0.00036 = 0.085となります．このP値は片側検定の値になります．実際の使用には，両側検定，片側検定，期待値などを考慮して検定する仮説にあったP値を計算しなくてはなりません．詳細は専門書に譲りますが，検定の背景と大まかな計算方法を理解していれば十分です．

表IV 女性で治療なしの群をXとして書き換えたクロス集計表

	治療なし	治療あり	合計
女	x	10 − x	10
男	8 − x	2 + x	10
合計	8	12	20

表V 女性で治療なしの群をX＝1としたときのクロス集計表

	治療なし	治療あり	合計
女	1	9	10
男	7	3	10
合計	8	12	20

■ 参考文献

1) Pearson K：X. On the criterion that a given system of deviations from the probable in the case of a correlated system of variables is such that it can be reasonably supposed to have arisen from random sampling. The London, Edinburgh, and Dublin Philosophical Magazine and Journal of Science, 50：157-175, 1900

2)「Mathematical Methods of Statistics Princeton Landmarks in Mathematics」(Cramer H), Princeton University Press, 1946

3) Agresti A：A Survey of Exact Inference for Contingency Tables. Statist. Sci. 7：131-153, 1992

4) Fisher RA：On the Interpretation of χ 2 from Contingency Tables, and the Calculation of P. J R Stat Soc, 85：87-94, 1922

5) 松山 裕：カテゴリカルデータの解析(＜連載＞統計学再入門 第4回). 心身医学, 53：874-879, 2013

6)「医療統計解析使いこなし実践ガイド 臨床研究で迷わないQ&A」(対馬栄輝/編), 羊土社, 2020

7) 竹森幸一：統計学入門書にみられるFisherの直接確率法の両側確率と片側確率をめぐる混乱. 青森保健大雑誌, 7：187-190, 2006

第10章 2群間の連続変数の比較検定
Studentのt検定，Wilcoxonの順位和検定／Mann-WhitneyのU検定

Point

- Studentのt検定，Wilcoxonの順位和検定／Mann-WhitneyのU検定は2群間の連続変数の比較検定を行う
- Studentのt検定（パラメトリック法）→平均値の差を比較する
- Wilcoxonの順位和検定／Mann-WhitneyのU検定（ノンパラメトリック法）→値順に並べたときの順位差を比較する
- 正規分布が想定される場合はt検定，分布が定まらないときはWilcoxonの順位和検定／Mann-WhitneyのU検定を使う

---

1 パラメトリック検定とノンパラメトリック検定

　　年齢や体重，血圧などの連続値が2群間で差があるかどうかを検定する方法は表10-1の通り大きく4つに分けられます．

　　どの検定も2群の比較のみに用います．3群以上の比較はできません．同一人物の治療前後の比較や，マッチング法を用いたときの比較などは「対応のある検定」の方を選択しましょう（対応のある／ないについてはコラム6参照）．

　　パラメトリック検定は，集めたデータが正規分布や二項分布（コインを投げたときに表が出る回数など，起こりうる結果が2つの場合の確率分布）などの何らかの分布に従うことを仮定した検定方法です（通常は正規分布するかどうかを考えればよいです）．データがある分布に従うことを仮定しているために数学的に扱いやすくなる利点があります．ノンパラメトリック検定は，このような分布を全く仮定しない検定方法です．データの分布が正規分布などとかけ離れている場合にはノンパラメトリック検定を使用します．パラメト

表10-1　2群間の連続変数の差の検定方法

	パラメトリック法	ノンパラメトリック法
対応のない検定	（対応のない）Studentのt検定	Wilcoxonの順位和検定／Mann-WhitneyのU検定
対応のある検定	対応のあるt検定	Wilcoxonの符号付順位検定

表10-2　2つの群間の年齢の分布

群											平均	分散
A	52	54	57	63	66	68	58	59	95	100	67.2	281
B	44	49	51	61	55	64	50	56	60	62	55.2	43.3

　リック検定である t 検定は**平均値の差**を，ノンパラメトリック検定である Wilcoxon の順位和検定/Mann-Whitney の U 検定は値を**順位に置き換え，その総和の差**を検定します.

　表10-2に示す2群の年齢の検定を例に説明していきます.

2 Studentの t 検定とは？

　Student の t 検定は，双方のデータが**正規分布**であるときに使います. まず，2群間の平均値の差を比較するために，検定統計量に置き換えます. 検定統計量とは，第9章でも説明していますが，2群を比較するための値です. 例えば，平均値だけでは，検定をすることができず，分散やサンプル数などの情報と組み合わせて判断する必要があります. 複数の値を，同時に評価することは困難なので，その複数の値を反映した1つの評価項目（1つの値）に変換する必要があります. 検定するために1つにしたこの値を検定統計量とよびます. 検定統計量は2群間に差がないときが，0になり，差が大きいほどその絶対値は大きくなります. Student の t 検定の検定統計量（t 値とよばれます）の計算式をわかりやすく簡略化して書くと以下の式になります. 正確な式は成書を参照してください.

$$t検定の検定統計量（t値）= \frac{A群とB群の平均値の差}{\sqrt{分散^{※}} \times \sqrt{\frac{1}{A群の症例数} + \frac{1}{B群の症例数}}}$$

※分散：プール分散（両群を合わせた分散）

　このように t 検定の検定統計量は，2群の平均値の差，データのバラつき（分散），症例数から算出されます. 式を見ればわかる通り，平均値の差が大きい，バラつき（分散）が小さい（データの信頼性が高い），サンプル数が多い（データの信頼性が高い）ほど検定統計量の値が大きくまります（差がでやすくなります）. 求めた検定統計量（t 値）から P 値を算出します. P 値の解釈のしかたはいままでの検定と同様で，有意水準を0.05とし，一般的に P 値が0.05未満のときは，有意差があると判断します. 検定統計量とそこから算出される P 値はすべて統計ソフトが計算してくれます. つまり，2群の連続変数の差を，3つの指標〔2群の平均値の差，データのバラつき（分散），症例数〕を使って検定統計量（検定するための標準値）に変換し，それをさらに解釈しやすい P 値に変換しているということを理解できれば十分です.

　表10-2の場合は，平均は A 群67.2歳，B 群55.2歳，分散は A 群281，B 群43.3，サン

プル数は20を使って，検定統計量を算出すると2.107となり，P値に変換すると0.049となりました．この結果，A群の方がB群よりも統計学的に有意に年齢が高いといえます．

---

3 Wilcoxonの順位和検定／Mann-WhitneyのU検定とは？

Wilcoxonの順位和検定とMann-WhitneyのU検定は同じ検定です．これ以降はWilcoxonの順位和検定と表記します．

Studentのt検定と違いデータの分布を仮定しなくてよい検定です．名前の通り，データそのものの値を用いて検定するのではなく，**順位の和**を検定しています．

表10-2のデータをよくみると，大体の患者が40〜60代であるにもかかわらず，A群に95歳と100歳がいて平均値を上げているように見えます．このように極端に大きい数字や小さい数字があると，平均値などは影響されます．この場合は，t検定は不適当です．そこで，Wilcoxonの順位和検定では，データの値（今回は年齢）を順番に並び替えたときの順位の総和を比較します．

まず，**表10-2**の値を，群を関係なく順番に並び替えると，**表10-3**のようになります．この順番に従って，各群ごとにその順位を足し合わせます（順位和）．

A群＝（5＋6＋9＋10＋11＋15＋17＋18＋19＋20）＝130
B群＝（1＋2＋3＋4＋7＋8＋12＋13＋14＋16）＝80

この求めた順位和とサンプル数（A群10例，B群10例）を使って，検定統計量を求め，そこからP値を算出します（詳細な計算式は成書を参照ください）．このように，Wilcoxonの順位和検定は観測値を順位に置き換えるため，t検定に比べ，極端な値（外れ値）の影響を受けにくくなります．本例の場合は，Wilcoxonの順位和検定でP値は0.058となりました．

やや細かい話をしましたが，同じ連続値を比較する検定でも，t検定とWilcoxon検定は，全然違うことをしているということ，**連続変数を検定するときはまず分布を確認して，検定方法を選ぶ必要がある**ということが重要です．実践はパラメトリック検定（Studentのt検定）とノンパラメトリック検定（Wilcoxonの順位和検定）に分けてやってみましょう．

表10-3　2群をあわせた年齢の順位

順位	1	2	3	4	5	6	7	8	9	10
年齢	44	49	50	51	52	54	55	56	57	58
群	B	B	B	B	A	A	B	B	A	A

	11	12	13	14	15	16	17	18	19	20
年齢	59	60	61	62	63	64	66	68	95	100
群	A	B	B	B	A	B	A	A	A	A

課題

課題13 新規治療Xと標準治療のCRP値の差を検定する（Studentの*t*検定）

課題14 新規治療Xと標準治療の在院日数の差を検定する（Wilcoxonの順位和検定）

課題 13 # 新規治療Xと標準治療のCRP値の差を検定する（Studentの*t*検定）

コマンド入力

新規治療X（treatmentx）と標準治療でCRP値（crp）に差があるかどうか検定してみましょう．2段階に分けて解析します．

Ⅰ）各群でCRP値の分布が正規分布かどうかを確認する

第7章でヒストグラムの書き方を説明しましたが，今回は比較したい2群に分けてヒストグラムを描いてみましょう．ヒストグラムの構文を再掲します．

```
histogram␣アウトカム変数,␣bin（ビンの数）␣by（曝露変数）
```

群間に分けて描きたいときは，第7章の構文にオプションとして「by（曝露変数）」を加えるだけです．サンプルデータでは，アウトカム変数は「crp」，曝露変数は「treatmentx」です，ビンは20本にして入力してみましょう．

```
histogram␣crp,␣bin(20)␣by(treatmentx)
```

ヒストグラムは描けましたか？ 図10-1のようになり，正規分布をしていると考えられます．

Ⅱ）正規分布に見え，対応のないデータなので，Studentの*t*検定を行う

Studentの*t*検定をする場合はコマンド「ttest」を使用します．
構文は下記となります．

```
ttest␣アウトカム変数,␣by（曝露変数）
```

アウトカム変数は「crp」，曝露変数は「treatmentx」です．では，コマンドを入力してみましょう．

```
ttest␣crp,␣by(treatmentx)
```

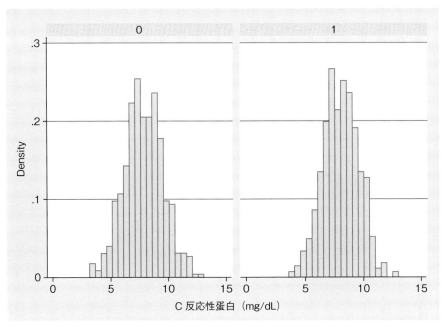

図10-1　CRP値のヒストグラム
標準治療群＝0（左），新規治療X群＝1（右）

 ## クリック操作

コマンド入力と同様，2段階で解析していきます．

Ⅰ）各群でCRP値の分布が正規分布かどうかを確認する

❶メニューバーから「グラフィックス」→「ヒストグラム」を選択．

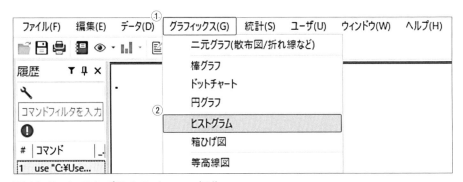

図10-2　ヒストグラムのメニュー操作

❷メインタブの「データ」で「変数」は"crp"を選択→「ビン」は"ビンの数"を
チェックし，"20"を指定.

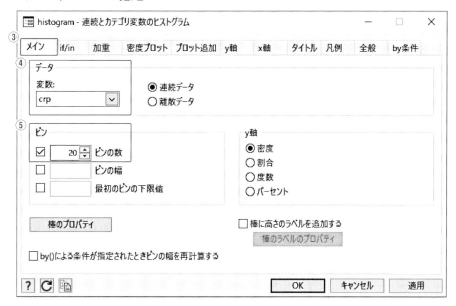

図10-3　ヒストグラムの設定1

❸by条件タブの「変数のユニーク値ごとのサブクラスを作成する」をチェック→「変
数」は"treatmentx"を選択.

❹"OK"をクリック.

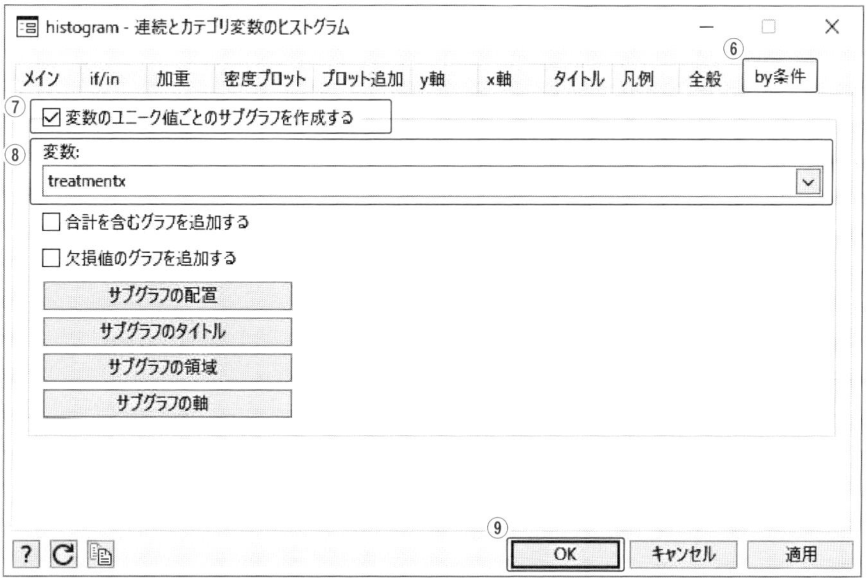

図10-4　ヒストグラムの設定2

Ⅱ）正規分布に見え，対応のないデータなのでStudentの*t*検定を行う

ヒストグラムは図10-1のようになり正規分布に見えるので，Studentの*t*検定を行います.

❺メニューバーから「統計」→「要約/表/検定」→「伝統的な仮説検定」→「t検定（平均比較検定）」を選択.

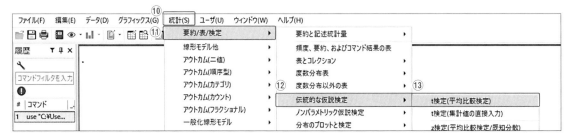

図10-5　*t*検定のメニュー操作

❻メインタブの「t検定」で"グループ別の二標本"をチェック→「グループ別の二標本のt検定」の「変数名」で"crp"，「グループ変数名」で"treatmentx"を選択.

❼最後に「OK」をクリック.

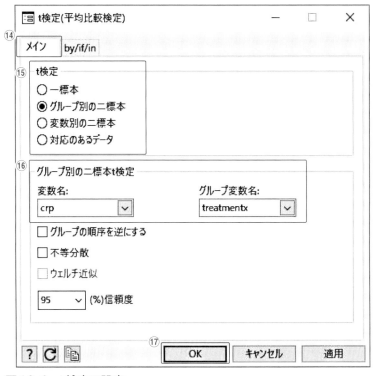

図10-6　*t*検定の設定

結果の解釈

　　結果は，2群の代表値ならびに，Studentのt検定に必要な値が算出されてきます（図10-7）．このなかで，Studentのt検定の結果報告に必要な値は**Obs（症例数）**，**Mean（平均値）**，**Std.Dev（標準偏差）**，**Pr（|T|＞|t|）（両側P値）**です．結果に記載する必要は全くないですが，$t = -2.5686$ が今回の検定統計量です．したがって，この結果は，全体の人数は1,000人で，新規治療X群は543人，平均（標準偏差）は8.11（1.50），標準治療群は457人，平均（標準偏差）は7.86（1.65）で，P値は0.01と解釈できます．すなわち，2群間のCRP値には有意差があると判断できます．

　　検定の結果とまとめると**表10-4**のようになります．

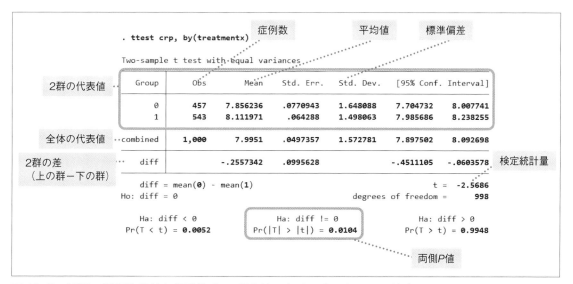

図10-7　結果：新規治療Xと標準治療のCRP値におけるStudentのt検定
Group：標準治療＝0，新規治療X＝1

表10-4　2群間のCRP値の検定結果のまとめ

	標準治療のみ (n = 457)	新規治療X (n = 543)	計 (n = 1,000)	P値
CRP，平均値（標準偏差）	7.9 (1.6)	8.1 (1.5)	8.0 (1.6)	0.01

課題14　新規治療Ⅹと標準治療の在院日数の差を検定する（Wilcoxonの順位和検定）

コマンド入力

新規治療Ⅹ（treatmentx）と標準治療で在院日数（los）の差を検定してみましょう．Wilcoxonの順位和検定は3段階に分けて解析します．

Ⅰ）在院日数の分布を2群に分けて確認する（正規分布かどうかの確認）

構文は **課題13** と同じです．アウトカム変数を「los」，曝露変数は「treatmentx」，ビンは20本にしましょう．

```
histogram los, bin(20) by(treatmentx)
```

図10-8が描けましたか？これを見ると，正規分布ではないと考えられます．

Ⅱ）正規分布に見えず，対応のないデータなので，Wilcoxonの順位和検定を行う

在院日数の分布は正規分布ではありませんでしたので，Wilcoxonの順位和検定を行います．Wilcoxonの順位和検定をする場合はコマンド「ranksum」を使用します．構文は下記となります．

```
ranksum アウトカム変数, by(曝露変数)
```

アウトカム変数は「los」，曝露変数は「treatmentx」です．では，コマンドを入力してみましょう．

```
ranksum los, by(treatmentx)
```

Ⅲ）各群の中央値と四分位範囲を確認する

Wilcoxonの順位和検定の場合は，Studentの t 検定と違って，代表値を一緒に算出してくれません．検定結果に加えて，結果に記載すべき代表値（中央値，四分位範囲）を算出するには，別途解析が必要です．第8章でも使ったコマンド「summarize」を群ごとに分けて使います．構文は下記となります．

```
bysort 曝露変数: summarize アウトカム変数, detail
```

summarizeコマンドの前に，曝露変数に分けて解析せよという「bysort 曝露変数:」をつけます．また，histogramのときと違って，by変数の指定がsummarizeの前につきます．

では，コマンドを入力してみましょう．アウトカム変数は「los」，曝露変数は「treatmentx」です．

```
bysort treatmentx: summarize los, detail
```

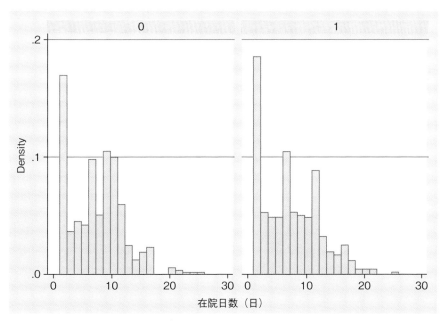

図10-8　在院日数のヒストグラム
標準治療群＝0（左），新規治療X群＝1（右）．

 ## クリック操作

Ⅰ）在院日数の分布を2群に分けて確認する

　　　まず，ヒストグラムを描いて，全体像の確認をしましょう．手順は **課題13** の図10-2〜10-4を参照してください．アウトカム変数を「los」に変更するだけです．

❶メニューバーから「グラフィックス」→「ヒストグラム」を選択．

❷メインタブの「データ」で「変数」は“los”を選択→「ビン」は“ビンの数”をチェックし，“20”を指定．

❸by条件タブの「変数のユニーク値ごとのサブクラスを作成する」をチェック→「変数」は“treatmentx”を選択．

❹最後に“OK”をクリック．

Ⅱ）正規分布に見えず，対応のないデータなので，Wilcoxon の順位和検定を行う

　　ヒストグラムは図10-8のようになり，正規分布には見えないので，Wilcoxon の順位和検定を行います．

❺メニューバーから「統計」→「要約/表/検定」→「ノンパラメトリック仮説検定」→「ウィルコクソンの順位和検定」を選択.

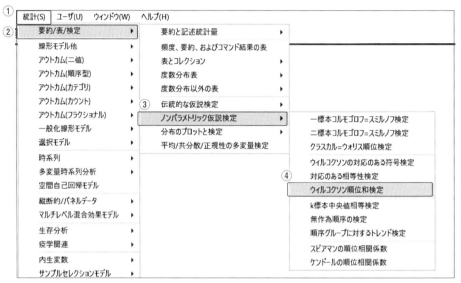

図10-9　Wilcoxonの順位和検定のメニュー操作

❻メインタブの「変数」は"los"を選択→「グループ変数」は"treatmentx"を選択.

❼最後に"OK"をクリック.

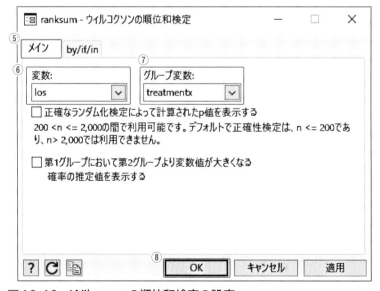

図10-10　Wilcoxonの順位和検定の設定

Ⅲ）各群の中央値と四分位範囲を確認する

Wilcoxonの順位和検定の場合は，t検定のときと違って，代表値を一緒に算出してくれません．検定結果に加えて，代表値（中央値，四分位範囲）を算出するには，別途解析をしましょう．

❽メニューバーから「統計」→「要約/表/検定」→「要約と記述統計量」→「記述統計量」を選択.

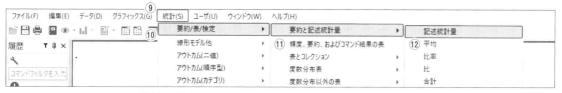

図10-11　Wilcoxonの順位和検定の要約値算出のメニュー操作

❾メインタブで「変数」は"los"を選択→オプションの「追加の統計量を表示する」をチェック.

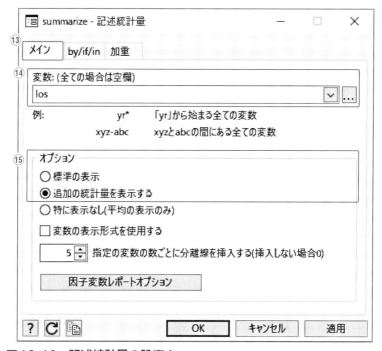

図10-12　記述統計量の設定1

❿ by/if/inタブを選び，「グループごとにコマンドを実行する」をチェックし，「グループ変数」は"treatmentx"を選択.

⓫ 最後に"OK"をクリック.

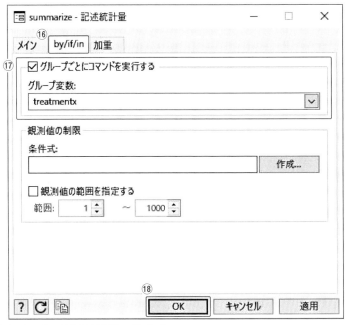

図10-13　記述統計量の設定2

 ## 結果の解釈

　図10-14は手順Ⅱで行ったWilcoxonの順位和検定の結果です．ranksumの値が順位の和の値です．そこから計算できるP値がProb > |z|です．本例はP値0.49であり，2群間の在院日数には有意差がないと判断できます．

　Wilcoxon順位和検定/Mann–WhitneyのU検定では，結果報告に**中央値と四分位範囲**が必要です．しかし，前述の通り，ranksumのコマンドで検定をしただけでは，結果に示すべき値を算出できません．そこで，手順Ⅲで行った解析の結果が**図10-15**で，群ごとの在院日数の代表値を示しています．ここから25パーセンタイル値，50パーセンタイル値（中央値），75パーセンタイル値を読みとります．新規治療X群は中央値7，四分位範囲（3-11），標準治療群は中央値8，四分位範囲（3-10）になります．

　検定の結果とまとめると，**表10-5**のようになります．

　なお，四分位範囲は，上記のように記載するのが一般的ですが，**四分位範囲（interquartile range）は範囲（range）なので**，（3-10）や（3-11）という書き方ではなく，7，8というように75パーセンタイル値から25パーセンタイル値のrangeを報告せよという本があったり，論文の査読者に指摘されたりすることがあります．世界共通のルールはなく，論文や学会では，両方が混在しています．一流誌でも混在しています．習ってきたお作法の流派が違うという認識で，状況に応じて使い分けてください．

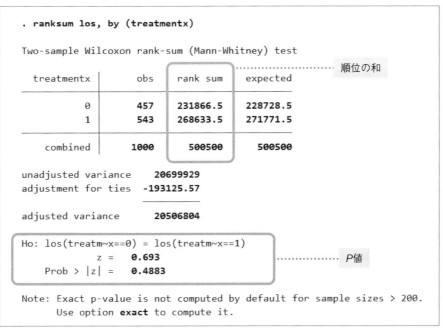

図 10-14　結果：新規治療Xと標準治療の在院日数におけるWilcoxon順位和検定

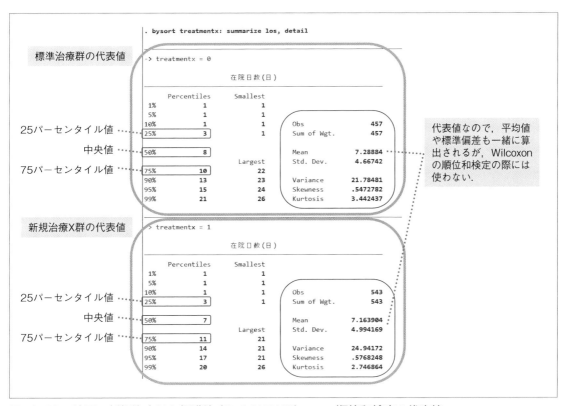

図 10-15　結果：新規治療Xと標準治療におけるWilcoxon順位和検定の代表値

表10-5　2群間の在宅日数におけるWilcoxonの順位和検定の結果

	標準治療のみ (n = 457)	新規治療X (n = 543)	計 (n = 1,000)	P値
在院日数（日），中央値（四分位範囲）	8（3-10）	7（3-11）	7（3-10）	0.49

■ 参考文献

1）松山 裕：連続データの解析（＜連載＞統計学再入門 第5回）．心身医学，53：953-957，2013

2）Student：The Probable Error of a Mean. Biometrika, 6：1-25, 1908

3）Wilcoxon F：Individual Comparisons by Ranking Methods. Biometrics Bulletin, 1：80-83, 1945

4）「Nonparametric Statistics for the Behavioral Sciences 2nd edition」（Siegel S & John CN），McGraw-Hill College, 1988

5）池田郁男：統計検定を理解せずに使っている人のために II．化学と生物，51：408-417，2013

コラム⑥
対応のない？ 対応のある？

「対応のない検定」「対応のある検定」って何を意味するかわかりますか？対応という言葉はよく聞く言葉ですし，当たり前に統計の本に書いてありますが，よく考えると対応って意味がいまいちわからないですよね．「対応」を広辞苑で調べてみると，

① 互いに向きあうこと．相対する関係にあること．
② 両者の関係がつりあうこと．
③ 相手や状況に応じて事をすること．

となっています．これを読んでもよくわかりません．でも，実はとっても簡単です．**同じ人（または，同じような人）を比較しているかどうか**ということです．広辞苑の②の意味です．比較する2群が対応しているかということなのです．対応のあるt検定の場合，英語で **paired** t-test といいます．英語の方が理解しやすいですよね．具体的に言うと，

- 対応のない検定
  ＝ある集団のなかの別の2群を比べる場合（新規治療X群と標準治療群などのように別の人を比較する場合）
- 対応のある検定
  ＝同一人物の前後の経過を比べる場合（介入前 対 介入後）や，患者背景でマッチさせた2群の比較の場合

となります．表Ⅰによく使われる検定を対応のある・なしに分けて例示します．対応のある検定は，サンプルがペアであることを考慮して，ペアの差を使って検定します．その方が，2群の比較が容易になると考えられているからです．例えば，対応のあるt検定では主にペアの差の平均値を，Wilcoxonの符号付順位検定では主にペアの順位の差を使って検定統計量を算出し，検定します．具体的には，介入前後の値の差や介入前後の値の順位の差を使います．

表Ⅰ　対応のない検定と対応のある検定

	対応のないデータ	対応のあるデータ
カテゴリ変数，2値変数	カイ二乗検定	McNemar 検定
連続変数	対応のないStudentのt検定 Wilcoxonの順位和検定	対応のあるt検定 Wilcoxonの符号付順位検定

参考文献
1）「広辞苑 第七版」（新村 出／編），岩波書店，2018

第11章 3群以上の差の比較
分散分析，Kruskal–Wallis検定と多重比較法

Point

- 分散分析は3群以上のカテゴリ間で，連続変数に差があるかを調べる検定方法
- 分散分析は平均値の差を検定
- 分散分析で有意差を認めてもどの群間に差があるかはわからない（全体のどこかに差があるかしかわからない）
- どの群間に差があるかを知りたいときは，多重比較検定が必要
- 分散分析は，すべての群が正規分布であることを前提とする．正規分布でない場合は，Kruskal–Wallis検定を行う
- 3群以上の比較は，解釈が複雑になるので，お勧めしない（可能な限り，2群比較の研究にする）

1 一元配置分散分析（ANOVA）

1）検定の概要

　　第10章では，連続変数の2群間の比較を説明しました．しかし，3群以上の比較ではカイ二乗検定と違い，Studentの t 検定，Wilcoxonの順位和検定は使えません．3群以上の連続変数を比較したい場合，データが**正規分布**のときは，一元配置分散分析（analysis of variance：ANOVA）という解析手法を使います．今までの検定と違って，なじみのない単語ですが，ANOVAについて見ていきましょう．

　　図11-1を見てください．①のABC 3群と②のA′ B′ C′ 3群では各群同士（AとA′）の平均値は同じで，データのバラつきが異なります．①に比べて，②の方が3群間に差があるように見えませんか？ つまり，各群のバラつきが小さい方が差があるように見えるということです．この論理を使った統計手法がANOVAです．すべての値，全体の平均値，各群の平均値などを使って検定をします．検定統計量は，群間平方和〔（各値－全体の平均値）² を各群ごとにすべてたした値〕と群内平方和〔（各値－各群の平均値）² を各群ごとにすべてたした値〕を算出した値になります．そして，検定統計量を P 値に置き換えます．

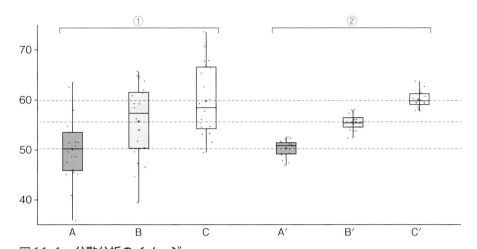

図11-1　分散分析のイメージ
赤丸：平均値，黒線：中央値，黒点：各値

群間平方和も群内平方和もそれぞれデータのバラつきを2乗した値，つまり分散です（コラム7参照）．そのため，"分散分析"とよばれます．

memo 等分散

等分散とは各群の分散が等しいということ．ANOVAは等分散であることが前提となります．

2) 3群以上の比較における注意点

ANOVAは，その結果の解釈にやや注意が必要な方法です．ANOVAはあくまでも，すべての群の平均値が一緒であるかどうかを検定しているだけです．つまり，有意差があったとしても，**図11-2**のようにさまざまなパターンの可能性があり，どこの群間に差があるかはわかりません．

もし，3群以上の比較で有意差があった場合，どこの群間に差があるかを見るためには，さらに解析が必要です．例えば，**図11-2a**の場合，見た目でB，C群に比べてA群の年齢が有意に高いと言ってはいけません．それぞれの群間でStudentのt検定を行い，差があるかどうかを判定します．3群の場合は，**図11-3**の①〜③のような3通りの組合わせの検定（**多重比較検定**）を行う必要があります．しかし，実はただ各群間の解析を加えるというだけの単純な話ではなく，検定結果（P値の有意水準）をそのままの値で使用するには問題が生じてきます．

A群とB群の2群で比較するときに，有意水準を5％（P値0.05）と設定すると，正しく判定する確率は95％，誤って判定する確率は5％になります．A–B群，B–C群，A–C群と3回検定したときに，すべてが正しく判定できる確率はどうなるでしょうか？高校数学の確率の積の法則です．さいころをふって，1がでる確率は1/6で16.7％です．2回連続で1がでる確率は$1/6 \times 1/6 = 1/36$で2.8％，3回連続で1がでる確率は$1/6 \times 1/6 \times 1/6 = 1/216$で0.46％です．回数を重ねるごとに，確率は下がります．

この考え方と同じように多重検定を考えます．統計では，正しく判定する確率を95％と

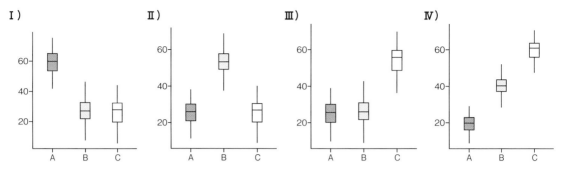

図 11-2　3群比較で有意義があるときのパターン
Ⅰ：AとB，AとCに差がある
Ⅱ：AとB，BとCに差がある
Ⅲ：AとC，BとCに差がある
Ⅳ：AとBとC，すべてに差がある
それぞれ大小関係が逆のパターンもある

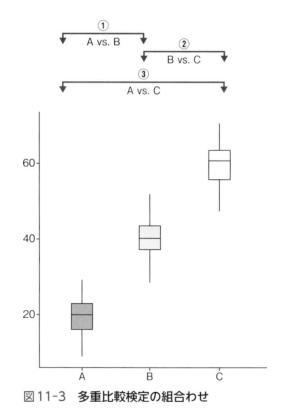

図 11-3　多重比較検定の組合わせ

設定するので，1回の検定であればそのまま95 %，2回の検定をした場合は，$0.95 \times 0.95 = 0.903$ で，90.3 %で正しく判定し，1回以上誤って判定する確率は9.7 %になります．さらに，3回の検定になる場合は，$0.95 \times 0.95 \times 0.95 = 0.857$ で，85.7 %で正しく判定し，1回以上誤って判定する確率は14.3 %と上昇してしまいます．このように検定をくり返すことで，基準が甘くなり，本当は有意差がないものを間違えて，有意差があると判定してしまうことがあります（これを**αエラー**とよびます）．そのため，有意水準の設定を調整し，多重検定した際に有意水準が5 %になるように設定する必要があります．一番単純な方法

は，Bonferroni法という補正です．単純な方法で，設定した有意水準を検定の数で割り算した結果を有意水準とします．つまり，通常のP値0.05で，3回の検定の場合は，0.05÷3＝0.0167となるので，多重検定したときにP値の基準を0.05ではなく，0.0167として，有意差があるかどうかを判断します〔または，算出されたP値に検定数をかけて，補正後P値を算出し，有意水準0.05と比較する（Stataはこの補正後P値を算出します）〕．

つまり，3回の検定の場合は，$0.983 \times 0.983 \times 0.983 = 0.949$で，95％で正しく判定し，1回以上誤って判定する確率は5％となり，通常の基準と同じになります．Bonferroni法はとても単純で理解しやすいですが，検定回数が増えるほど1回の検定の基準がどんどん厳しくなります．つまり，有意差が出にくくなるようなとても厳しい補正方法（保守的な手法）です．したがって，逆に，基準が厳しすぎるため，本当に差のあるものを差がないと判定してしまうエラーが発生する可能性が指摘されています（これをβエラーとよびます）．

Bonferroni法以外でも，Holm法，Dunnett法やFalse Discovery Rateを用いた方法など数多くの補正方法が提唱されていますが，どのような場合にどの方法を使うかというルールはありません．また，ANOVAで有意差があるのに，多重比較で有意差が出ないことやその逆が起きる可能性も指摘されています．臨床研究に慣れていない時期に，多重比較の研究をお勧めしない理由はここにあります．多重比較法が必要なときは，適当に選択するのではなく研究目的をよく考え，解析手法は専門家と相談することをお勧めします．

まずは，多重比較検定は，検定をくり返すため正しく判定する基準を緩めてしまう可能性があるので補正が必要であることを理解してください．

2　Kruskal–Wallis検定とは？

データが正規分布ではないときは，ANOVAの代わりにKruskal-Wallis検定を用います．本誌でその計算方法は述べませんが，Wilcoxonの順位和検定と同じように順位を使った検定と理解してください．どこの群間に差があるかを判定するときは，ANOVAのときと同様に多重比較検定＋補正が必要です．

課題

課題15 BMIカテゴリ（3群）で，総コレステロール値の差を検定する（ANOVA）

課題16 BMIカテゴリ（3群）で，在院日数の差を検定する（Kruskal-Wallis検定）

BMIカテゴリ（3群）で，総コレステロール値の差を検定する（ANOVA）

コマンド入力

総コレステロール値（tchol）がBMIカテゴリ（＜18.5，18.5-24.9，≧25）で差があるかどうかを検定してみましょう．

Ⅰ）各群で総コレステロール値の分布が正規分布かどうかを確認する

まず，各群で総コレステロール値の分布が正規分布かどうかの確認をしましょう．ヒストグラムを描くコマンドは第7章と第10章に出てきたhistogramです．ここでは，3群に分けて，bin20にして描きましょう．

```
histogram tchol, bin(20) by(bmicat)
```

図11-4の図が描けましたか．正規分布のように見えるので，ANOVAを行います．

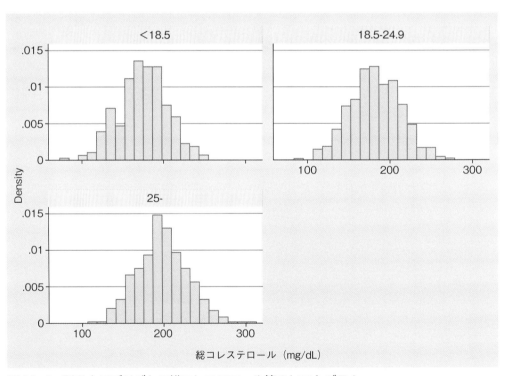

図11-4　BMIカテゴリごとの総コレステロール値のヒストグラム

II）正規分布であれば，ANOVAを行う

ANOVAはコマンド「oneway」を使用します．構文は下記になります．

<pre>
oneway□アウトカム変数□曝露変数,□tabulate
</pre>

「,」以降のtabulateはいれなくても，検定はできますが，各群の平均値，標準偏差も一緒に算出したいので，tabulateも加えましょう．アウトカム変数は「tchol」，曝露変数は「bmicat」です．

<pre>
oneway□tchol□bmicat,□tabulate
</pre>

III）ANOVAで有意差があれば，多重比較検定も行う

ANOVAの結果を見て，有意差があれば各群を比較する多重比較検定も行います．今回はBonferroni補正も行います．先程のコマンドの後ろにbonferroniを加えるだけです．各群の代表値，ANOVA，多重比較検定を同時に行うことができます．

<pre>
oneway□tchol□bmicat,□tabulate□bonferroni
</pre>

クリック操作

I）各群でコレステロール値の分布が正規分布かどうかを確認する

❶メニューバーから「グラフィックス」→「ヒストグラム」を選択．

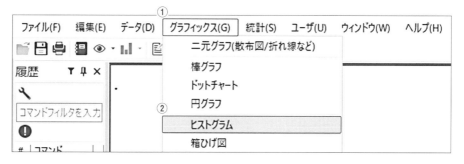

図11-5　ヒストグラムのメニュー操作

❷メインタブの「データ」で「変数」は"tchol"を選択→「ビン」は「ビンの数」を
チェックし，"20"を指定．

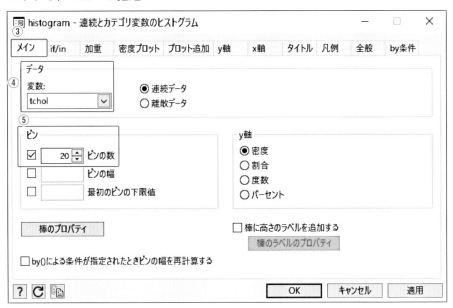

図11-6　ヒストグラムの設定1

❸by条件タブの「変数のユニーク値ごとのサブクラスを作成する」をチェック→「変
数」は"bmicat"を選択．

❹最後に"OK"をクリック．

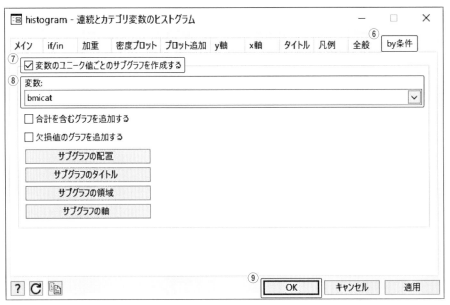

図11-7　ヒストグラムの設定2

　　図11-4と同様のヒストグラムが描けましたか．正規表現であることを確認できまし
たね．

Ⅱ）正規分布であれば，ANOVA を行う

❺メニューバーから「統計」→「線形モデル他」→「ANOVA/MANOVA」→「一元
配置分散分析」を選択.

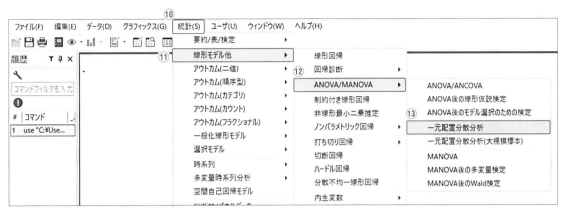

図 11-8　ANOVA のメニュー操作

❻メインタブの「応答変数」は"tchol"を選択→「因子変数」は"bmicat"を選択→
「出力」は「要約表を生成する」をチェック.

❼最後に"OK"をクリック.

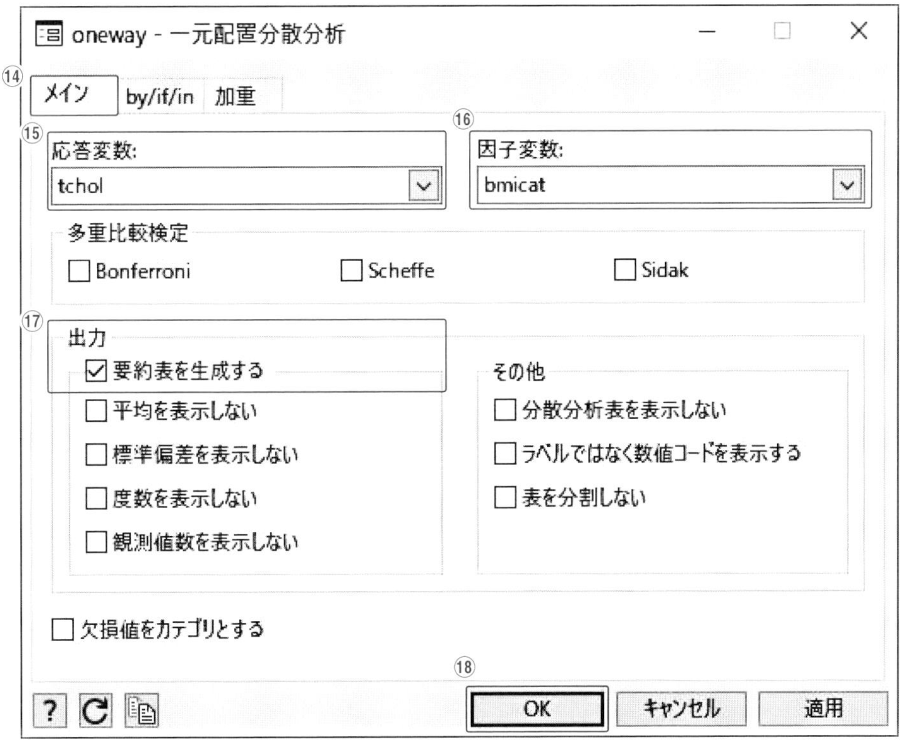

図 11-9　ANOVA の設定

Ⅲ）ANOVAで有意差があれば，多重比較検定も行う

❽メニューバーから「統計」→「線形モデル他」→「ANOVA/MANOVA」→「一元配置分散分析」を選択（図11-8参照）.

❾メインタブの「応答変数」は"tchol"を選択→「因子変数」は"bmicat"を選択→「多重比較検定」は「Bonferroni」をチェック→「出力」は「要約表を生成する」をチェック.

❿最後に"OK"をクリック.

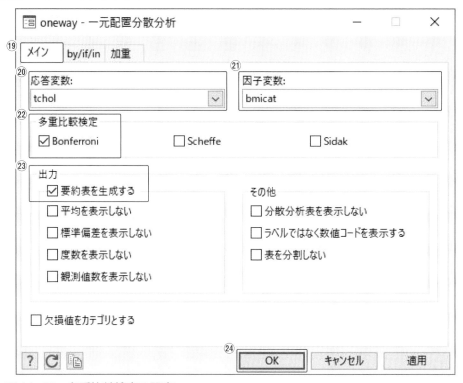

図11-10　多重比較検定の設定

 ## 結果の解釈

　図11-11が結果です．一番上の表が，全体ならびにそれぞれの群の平均値（Mean）と標準偏差（Std.Dev）を表示し，中央の表が，ANOVAの結果を示しています（ANOVAの検定のみではここまでが表示されます）．見るべき必要があるのは，P値（Prob > F）です．その下に，Bartlett's test for equal varianceも示されています．これは群間の分散の同等性（値のバラつきがどの群でも同じ程度あるということ）を検定しています．ANOVAは等分散であることを前提としているので，Bartlett's test for equal varianceは「Prob > chi2=」が0.05以上であること（棄却されない）が必要です．

　一番下の表が多重比較検定の結果です．行と列の項目名にはカテゴリ変数が入り，比較したい群間の検定結果が各マスに表示されます．各マスの上段は「行平均－列平均」が示

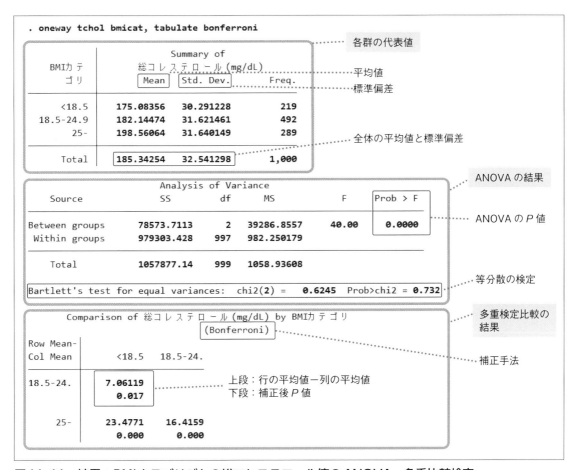

図11-11　結果：BMIカテゴリごとの総コレステロール値のANOVA，多重比較検定

され，下段に補正後P値が示されます．Bonfervoniの補正後P値は，Studentのt検定で算出されたP値に検定の合計数（3回）をかけた値です．

したがって，この結果は，群の平均値（分散）は，＜18.5群で175.1（30.3），18.5-24.9群で182.1（31.6），≧25群で198.6（31.6），ANOVAでP値＜0.001で3群間に平均値の差があります．さらに，多重比較検定にて，補正後P値は，＜18.5群と18.5-24.9群で0.017，＜18.5群と≧25群で0.00，18.5-24.9群と25≦群で0.00となり，すべての群間に差があると解釈できます．

BMIカテゴリ（3群）で，在院日数の差を検定する（Kruskal-Wallis検定）

コマンド入力

BMIカテゴリ（< 18.5, 18.5-24.9, ≥25）で，在院日数（los）の差を検定してみましょう．

I）各群で在院日数の分布が正規分布かどうかを確認する

課題15 と同様，ヒストグラムで正規分布かどうか確認しましょう．

```
histogram□los,□bin(20)□by(bmicat)
```

図11-12の図が描けましたか？正規分布には見えないので，Kruskal-Wallis検定を行います．

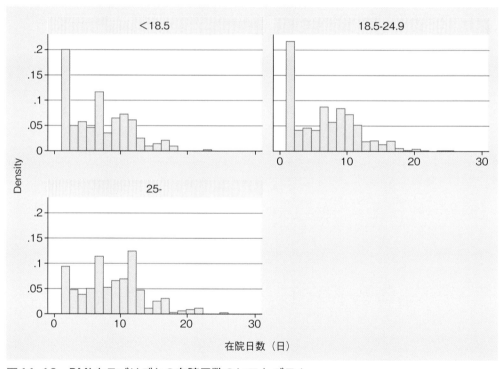

図11-12　BMIカテゴリごとの在院日数のヒストグラム

Ⅱ）正規分布でなければ，Kruskal-Wallis 検定を行う

Kruskal-Wallis検定はコマンド「kwallis」を使用します．構文は下記となります．

```
kwallis␣アウトカム変数，by（曝露変数）
```

アウトカム変数はlos，曝露変数はbmicatです．では，コマンド入力してみましょう．

```
kwallis␣los，␣by(bmicat)
```

Ⅲ）Kruskal-Wallis 検定で有意差があれば，多重比較検定も行う

残念ながら，Stata17では，Kruskal-Wallis検定後の多重比較検定を標準で搭載していません．そのため，Stataでどの群間に有意義があるか調べるにはそれぞれ群の比較をWilcoxonの順位和検定で行い（ 課題14 参照），Bonferroni補正を行うときは，算出されたP値に多重比較検定をした数をかけ（この場合は×3です），有意水準（0.05）と比較してください．

クリック操作

Ⅰ）各群で在院日数の分布が正規分布かどうかを確認する

以下の❶〜❸は 課題15 の手順と同様です．図11-5〜11-7を参照してください．

❶メニューバーから「グラフィックス」→「ヒストグラム」を選択．

❷メインタブの「データ」で「応答変数」は"los"を選択→「ビン」は"ビンの数"をチェックし，"20"を指定．

❸by条件タブの「変数のユニーク値ごとのサブクラスを作成する」をチェック→「変数」は"bmicat"を選択．

❹最後に"OK"をクリック．

図11-2のヒストグラムが描けましたね．正規分布ではないことがわかります．

Ⅱ）正規分布でなければ，Kruskal-Wallis 検定を行う

❺メニューバーから「統計」→「要約/表/検定」→「ノンパラメトリック仮説検定」→「クラスカル＝ウォリス順位検定」を選択．

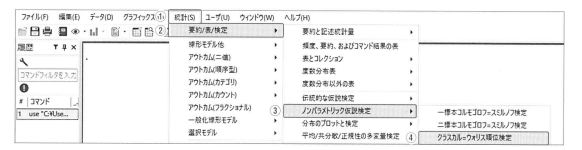

図 11-13　Kruskal-Wallis 検定のメニュー操作

❻メインタブの「アウトカム変数」は"los"を選択→「グループを定義する変数」は
"bmicat"を選択.

❼最後に"OK"をクリック.

　ここでは多重比較検定については省略します．Wilcoxonの順位和検定でそれぞれ行う場合は 課題14 を参照してください

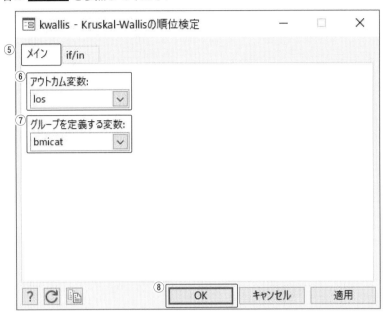

図11-14　Kruskal-Wallis検定の設定

結果の解釈

　図11-15が結果です．上の表は，各群の順位和をあらわしています．大切なのは下の
probability（P値）です．2種類の結果が出ていますが，サンプル内に全く同じ値が存在するときは，下段のchi-squared with tiesの結果を，存在しないときは，上段のchi-squaredのprobabilityをP値として採用します．With tiesはタイ記録，つまり，同一の値があることを示します．

　同一の値があるかどうかを簡単に探すには，以下を入力してみましょう．

```
duplicates report los
```

　表示される結果の表の左端のcopiesの列に1以外の数字が表示されている場合は，重複した値があることを示しています（図11-16）.

　サンプルデータでは，重複した値が存在するため，下のP値を採用し，P値＜0.001であり，在院日数はBMIカテゴリ3群間で有意差があると解釈できます．

```
. kwallis los, by(bmicat)

Kruskal-Wallis equality-of-populations rank test
```

bmicat	Obs	Rank Sum
<18.5	219	101988.00
18.5-24.9	492	230739.50
25-	289	167772.50

各群の順位の和

```
chi-squared =        31.227 with 2 d.f.
probability =         0.0001
```

P 値

```
chi-squared with ties =        31.521 with 2 d.f.
probability =         0.0001
```

観察値に全く同じ値が2つ以上あるときは，同一順位が生じるので，補正が必要なため，with ties（同一の値がある）の*P*値を採用する

図11-15　結果：BMIカテゴリごとの在院日数Kruskal-Wallis検定

1 以外の数字があるときはデータに同一の値があることを意味します．例えば，Copies に 4 とあるのは入院日数 (los) が同じ人が 4 人いることを意味します．

Duplicates in terms of **los**		
Copies	Observations	Surplus
1	3	0
2	2	1
3	3	2
4	4	3
6	6	5
8	8	7
14	14	13
16	16	15
20	20	19
22	22	21
36	36	35
37	37	36
41	41	40
57	171	168
59	59	58
61	61	60
65	65	64
66	66	65
90	90	89
94	94	93
182	182	181

図11-16　データに同一の値があるかの確認

■ 参考文献

1）「統計学演習」（村上正康，安田正実/著），培風館，1989

2）「Rによる統計解析の基礎」（中澤 港/著），ピアソン・エデュケーション，2003

3）松山 裕：連続データの解析（<連載>統計学再入門 第5回）．心身医学，53：953-957，2013

4）「医療統計解析使いこなし実践ガイド 臨床研究で迷わないQ&A」（対馬栄輝/編），羊土社，2020

5）Kruskal WH & Wallis WA：Use of Ranks in One-Criterion Variance Analysis. Journal of the American Statistical Association, 47：583-621, 1952

6）池田郁男：改訂増補版：統計検定を理解せずに使っている人のためにIII. 化学と生物，57：629-647，2019

コラム⑦
分散とは？
～データのバラつきをイメージする

　統計の本を見ると，よく「分散」という単語がでてきます．統計検定を理解するのにとても大切な値です．しかし，大抵，その定義式と「データのバラつき」というやや曖昧な言葉だけで説明されているので，イメージしにくいかもしれません．値自体に絶対的な基準があるわけではありませんので，値を見てもやや理解しにくいのも，敬遠したくなる原因かもしれません．分散の意味するものをイメージしてみましょう．

　図Ⅰを見てください．箱ひげ図に各値をプロットした図です．A群，B群ともに中央値（箱の真ん中の線）だけを示せば，同じ値です．でも，A群とB群ではデータから受ける印象は違いますよね．それぞれの特徴を示すには，A群の方がデータの幅が広く，B群の方がデータの幅が狭いということを付け加えて説明するのがよさそうです．データの幅（広がり）をバラつきとよび，その特徴を1つの値として示したものが「分散」という値です．

　この場合は，A群はB群と比べて分散が大きいと表現します．ちなみに計算すると，A群の中央値は10，分散25.9，B群の中央値は10，分散3.0です．見た目通り，A群の分散の方が大きいです．

　また，同様にデータの幅の程度をあらわす指標に**標準偏差**がありますが，それは分散の平方根です．分散がバラつきをあらわすので，標準偏差もデータのバラつき（幅の程度）

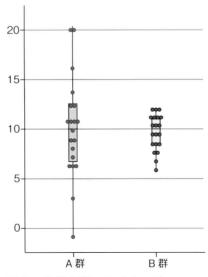

図Ⅰ　分散の違いのイメージ

をあらわすのは当たり前ですね．ちなみに，図ⅠのA群の標準偏差は5.09，B群は1.75になります．標準偏差は，平均値を示すときに一緒に示すとも説明しました（第8章）．代表値とその値のバラつきを提示しています．

式であらわすと，分散の定義は **(平均−各値)²の平均**で，標準偏差の定義は $\sqrt{\text{分散}}$ です．どちらも図でイメージしてから式を見ると理解しやすいでしょうか．

ここでは，分散を比べたときに，大きい値の群は図ⅠのA群のように値の幅が広くて（散らばっている），小さい群はB群のように値の幅が狭い（まとまっている）ということがイメージできれば十分です．

参考文献

1）「完全独習 統計学入門」（小島寛之／著），ダイヤモンド社，2006
2）池田郁男：統計検定を理解せずに使っている人のために Ⅰ．化学と生物，51：318-325，2013

第12章 重回帰分析

Point

● 重回帰分析は，アウトカムが連続変数のときに用いる
● 調整する変数の選択は，先行研究の知見と臨床判断に基づく
● 調整する変数の数は，（症例数 ÷ 15）個まで

1 なぜ，多変量解析を行うのか？

　第10章で新規治療XとCRP値の関係を調べました．t検定では，標準治療と比較して，新規治療XはCRP値が高かったです．しかし，t検定で導き出した「標準治療と比べて，新規治療XはCRP高値と関連する」というのは，性別や年齢などの背景因子が影響している可能性があるため，適切ではありません．例えば，もしかしたら新規治療Xは標準治療と比べて，男性の割合が高いため，CRP値が高い可能性があります．そこで，性別や年齢などの背景因子を調整したうえでの新規治療XとCRP値の関係を明らかにする必要があります．
　このように複数の背景因子を調整する方法を多変量解析といいます．

2 重回帰分析とは

1）検定の概要

　多変量解析のなかで，**回帰分析**を紹介します．回帰分析は，アウトカム変数を曝露変数と調整変数の数式であらわすことです．例えば，アウトカム変数を y，曝露変数を x_1，調整変数を x_2，x_3，…，誤差を e とすると，

$$y = ax_1 + bx_2 + cx_3 + e$$

といった一次関数の式であらわします．誤差は回帰分析に組み入れた変数では説明でき

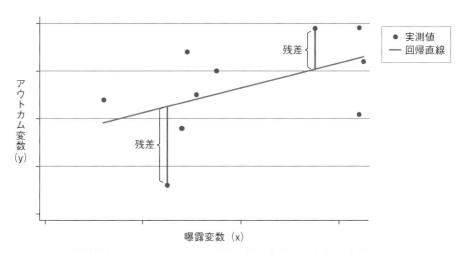

図12-1　回帰分析によるアウトカム変数と曝露変数の関係の予測

ない値を意味します.

　　重回帰分析は，回帰分析の1つで，**アウトカム変数が連続変数**で，曝露変数のほかに調整変数が加わり，変数が複数であるときに使用します．曝露変数や調整変数は，二値変数，カテゴリ変数，連続変数のいずれも使用することができます．

2）最小二乗法

　　データに対して重回帰分析を行った結果得られた直線を**回帰直線**といいます．回帰直線は，曝露とアウトカムの関係を予測した直線です（**図12-1**）．回帰直線の傾きと切片は，最小二乗法（ordinary least square：OLS）という方法で決まります．**図12-1**で，点で示されている実測値と直線上の予測値の差（残差）の2乗の総和が最小になるように直線を描きます．なぜ2乗するのかは，実測値と予測値の差が負になることもあるため，単なる総和だと正の残差と負の残差で打ち消し合ってしまうからです．このため，残差を2乗した総和を求めることになります．これにより $y = ax_1 + bx_2 + cx_3 + e$ の係数（a，b，c）が決まるので，x_1，x_2，x_3 に値を入れれば，回帰直線の予測値をあらわすことができます．

3）変数の選択

　　多変量解析では複数の変数を調整因子として投入します．どの変数を投入したらよいでしょうか．変数選択のポイントは，先行研究の知見や臨床判断に基づいて変数選択することです．性別や年齢はもちろんですが，疾患の重症度を示す指標，疾患にかかわる既往歴なども選択します．強制投入法，総当たり法，ステップワイズ法などがありますが，これらの方法は行わない方がよいです．なぜなら，臨床的に重要な変数を外してしまう可能性があるからです．

　　多変量解析の注意点は，変数同士が強く関連している変数を投入しないことです．例えば，body mass index（BMI）という指標は，「体重（kg）/〔身長（m）×身長（m）〕」で計算するため，BMIと体重には強い相関があります．このとき，BMIが臨床的に重要な指標

で，体重も臨床的に重要な指標ではあるのですが，BMIと体重の両方を調整変数として投入してはいけません．このように投入した変数同士が強く関連している場合，回帰分析の精度が悪くなります．これを**多重共線性**といいます．

4）変数の投入数

多くの変数を投入すれば，さまざまな交絡やバイアスを調整することができます．しかし，測定された変数をすべて入れてしまえばよいというわけではありません．多変量解析には，変数の数の制限があります．重回帰分析では，**（サンプル数÷15）個**の変数を多変量解析に投入することができます．新規治療Xの効果を調べる場合，サンプル数は1,000人なので，1,000/15≒66個の変数までは投入することは可能です．なお，カテゴリ変数は，（カテゴリの数−1）個と計算します．BMIは，18.5未満，18.5-24.9，25以上の3つのカテゴリに分かれているので，（3−1＝2）個と計算します．二値変数，連続変数はそれぞれ1個と計算します．

調整変数を必要以上に多く投入するとどうなるでしょうか．今あるデータでは，回帰分析の精度は非常に高くなります．しかし，他のデータセットで同じ結果が得られるかというと，そううまくはいきません．変数を過剰に多く投入することで，回帰分析したデータだけで予測能が高くなり，結果をどんな対象集団でも当てはめること（一般化）ができなくなります．このことを**オーバーフィッティング**といいます．変数をルール以上に投入することは避けましょう．

課題で使用するサンプルデータでは，新規治療X，年齢カテゴリ，性別，BMIカテゴリ，白血球数，CRP値，糖尿病の既往歴，薬剤1の内服が臨床的に重要だと考えて，変数を投入することにしました．変数の数は年齢が（4−1）個，BMIが（3−1）個，新規治療X，性別，白血球数，CRP値，糖尿病の既往，薬剤1の内服はそれぞれ1個と数え合計11個（＜66）です．

5）多変量解析の限界

多変量解析の限界は，測定されていない変数は調整できないことです．喫煙歴が測定されていなければ，他の変数でいくら調整しても，喫煙の影響は調整できません．多変量解析が**万能ではないこと**に注意してください．

課題

課題17 重回帰分析で調整変数を調整した新規治療Xと在院日数の関連を調べる

課題 17 重回帰分析で調整変数を調整した新規治療Xと在院日数の関連を調べる

 コマンド入力

重回帰分析を行ってみましょう．Stataで重回帰分析をする場合はコマンド「regress」を使用します．構文は下記となります．

```
regress□アウトカム変数 曝露変数 調整変数
```

曝露変数と調整変数の順番は，特に指定はありません（どのような順番でも結果は同じです）．注意点として，3つ以上のカテゴリ変数は変数の前に"i."をつけることでカテゴリ変数として認識します．二値変数は，"i."を変数の前につけてもつけなくても，どちらでも結果は同じです（本書では二値変数にはつけません）．

アウトカム変数は「los」，曝露変数は「treatmentx」，調整変数は「male」「agecat」「bmicat」「wbc100」「crp」「phdm」「drug1」です．独立変数は，どの順番で入力しても結果は変わりません．

では，コマンドを入力してみましょう．

```
regress□los□treatmentx□male□i.agecat□i.bmicat□wbc100□
crp□phdm□drug1
```

※誌面上，2行になっていますが実際は改行はしません．

 クリック操作

❶メニューバーから「統計」→「線形モデル他」→「線形回帰」を選択．

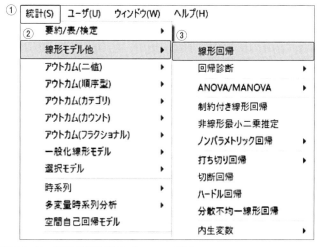

図12-2 重回帰分析のメニュー操作

❷ モデルタブの「従属変数」は"los"を選択.

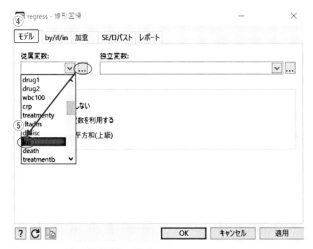

図12-3　重回帰分析の設定1

❸独立変数に"treatmentx male agecat bmicat wbc100 crp phdm drug1"を1個ずつ選択→"agecat"と"bmicat"の前に"i."をキーボードで入力. あるいは最初から"treatmentx male i.agecat i.bmicat wbc100 crp phdm drug1"とキーボードで入力.

❹最後に"OK"をクリック.

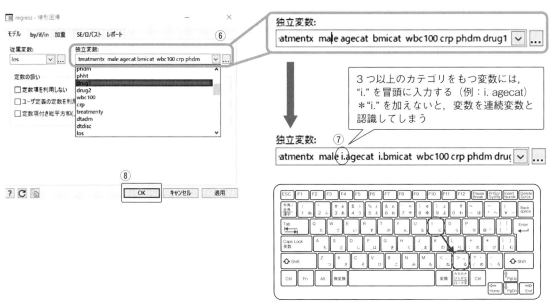

図12-4　重回帰分析の設定2

結果の解釈

Ⅰ）新規治療Xと在院日数の関係

　コマンドが実行されると，**図12-5**のような結果がメイン画面に出力されます．さまざまな数値が記載されていますが，重要なところだけを説明します．

　右上の表の"Number of obs"は症例数をあらわしています．アウトカム変数，曝露変数，調整変数のいずれかに欠損値があると，欠損値のある症例が除外されますので，必ず確認しましょう．下の表の左上に"los"が記載されていますが，これはアウトカムがlosに対する回帰分析の結果ということをあらわします．2段目の"Coef."が係数，"P＞|t|"がP値，［95％ Conf. Interval］は95％信頼区間をあらわします．2段目左側は，曝露変数と調整変数になります．カテゴリ変数の名前の下の数字はカテゴリの名前です（"40-59"は40-59歳のカテゴリ）．

　"treatmentX"の係数－0.6，P値0.016，95％信頼区間－1.1－－0.1という結果が表示されています．つまりtreatmentxが0から1になるとlosが統計学的有意に－0.6（95％信頼区間－1.1－－0.1）増えるという結果です（つまり在院日数が短縮する）．結果の解釈は「性別，年齢，BMI，白血球数，CRP値，糖尿病の既往，薬剤1の内服を調整すると，新規治療Xの使用は，在院日数を0.6日短縮することに関連している」です．

Source	SS	df	MS			
				Number of obs	=	1,000 症例数
				F(11, 988)	=	45.32
Model	7866.04368	11	715.09488	Prob > F	=	0.0000
Residual	15590.1153	988	15.779469	R-squared	=	0.3354
				Adj R-squared	=	0.3280
Total	23456.159	999	23.4796386	Root MSE	=	3.9723

los	Coef. 係数	Std. Err.	t	P>|t| P値	[95% Conf. Interval] 信頼区間	
treatmentx	-.6158606	.2561607	-2.40	0.016	-1.118542	-.1131791
male	-1.39682	.2605528	-5.36	0.000	-1.90812	-.8855192
agecat						
40-59	.4460215	.3352245	1.33	0.184	-.2118122	1.103855
60-79	.7051961	.3543595	1.99	0.047	.0098124	1.40058
80-	1.709347	.4389081	3.89	0.000	.8480481	2.570646
bmicat						
18.5-24.9	-.0989952	.3277985	-0.30	0.763	-.7422563	.544266
25-	1.632963	.3570794	4.57	0.000	.9322416	2.333684
wbc100	-.0008941	.002411	-0.37	0.711	-.0056254	.0038372
crp	1.516535	.0827477	18.33	0.000	1.354154	1.678917
phdm	1.187889	.3097974	3.83	0.000	.5799524	1.795826
drug1	.4095273	.6253569	0.65	0.513	-.817653	1.636708
_cons	-5.12501	.802466	-6.39	0.000	-6.699743	-3.550276

図12-5 結果：在院日数と新規治療Xの重回帰分析

Ⅱ) 他の解釈①：カテゴリ変数の場合

　先ほどの結果で，BMIに注目していた場合を見てみましょう．BMIには＜18.5，18.5-24.9，≧25の3つのカテゴリがあります．しかし，結果には，18.5未満の項目が表示されていません．これは3つ以上のカテゴリ変数では，基準となるカテゴリが必要であり，BMIでは18.5未満を基準としたためです（表示する方法，基準のカテゴリを変更する方法はコラム8参照）．bmicatの18.5-24.9の係数－0.1（95％信頼区間－0.7-0.5，P値0.763），25以上の係数1.6（95％信頼区間0.9-2.3，P値＜0.001）と結果が表示されています．解釈は「BMI 18.5-24.9は18.5未満と比べて，新規治療X，性別，年齢，白血球数，CRP値，糖尿病の既往，薬剤1の内服を調整すると，在院日数を0.1日短縮します（有意差はありません）」となります．一方，BMI 25以上の解釈は「BMI 25以上は18.5未満と比べて，治療X，性別，年齢，白血球数，CRP値，糖尿病の既往，薬剤1の内服を調整すると，在院日数が1.6日（95％信頼区間0.9-2.3，P値＜0.001）有意に延長します」となります．このとき，BMI 18.5-24.9と25以上は比較できません．得られた結果は，基準を18.5未満としたものだからです．直接比較していないもの同士をあわせて解釈しないようにしましょう．

Ⅲ) 他の解釈②：連続変数の場合

　同様にCRP値に注目していた場合を見てみましょう．CRPの結果を見ると係数1.5（95％信頼区間1.4-1.7，P値＜0.001）です．CRPは連続変数で，0から無限大の値をとります．この結果の解釈は「CRP値が1増えると，在院日数が1.5日（95％信頼区間1.4-1.7）有意に延長します」です．では，CRPが10増えるとどうなるでしょうか．CRPが0から1に増えると1.5日，1から2に増えると1.5日，…といったように在院日数が延長します．つまり，CRPが10増えると15日増加することになります．注意点としては，CRPの増え方が一次関数（直線）であることを前提としています．例えば，CRP値が0から1になることと，1から2になることが臨床的に意味合いが同じという前提で解析をしています．その前提が異なれば，この解釈は成り立ちません．

■ 参考文献

1）Slinker BK & Glantz SA：Multiple linear regression: accounting for multiple simultaneous determinants of a continuous dependent variable. Circulation, 117：1732-1737, 2008

コラム⑧
回帰分析における基準の変更と表示

　Stataでは，回帰分析において，カテゴリ変数は一番小さい値がデフォルトで基準になります．第12章ではBMIは18.5未満が基準でした．しかし，通常，BMIは標準体重（18.5-24.9）を基準として比較します．ここでは，標準体重を基準に変更する方法を紹介します．

　カテゴリ変数「bmicat」は18.5未満が1，18.5-24.9が2，25.0以上が3でした．まずカテゴリ変数は「i.」をつけるのでしたね．そして次に標準体重の値が2なので，「i.」ではなく「ib2.」にするだけです．「b2」で「基準値を2とする」という意味になります（bはbaseの意味です）．第12章の重回帰分析のコマンドでは下記となります．

```
regress los treatmentx male i.agecat ib2.bmicat wbc100 crp
phdm drug1
```

　クリックで操作する場合も同様に独立変数の欄でbmicatの前に「ib2.」とつけるだけです（図Ⅰ）．もし，bmicatの基準を25.0以上（値は3）にしたい場合は，「ib3.」とつけます．この方法はLogistic回帰分析や生存時間分析におけるCox回帰でも同様に使用することができます．

　また，回帰分析の結果では，通常，カテゴリ変数は基準となる値が表示されていませんが，これを表示する方法があります．コマンド入力では，最後に「, allbaselevels」をつけます．

```
regress los treatmentx male i.agecat ib2.bmicat wbc100 crp
phdm drug1, allbaselevels
```

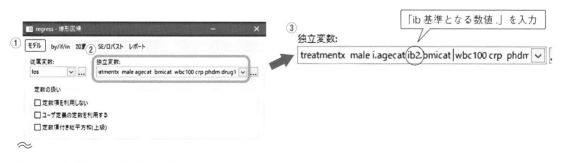

図Ⅰ　カテゴリー変数の基準の変更

クリック操作では，重回帰分析の設定画面（**図12-4**参照）でレポートを選択し，「因子変数表示オプション」を選択します（**図Ⅱ**）．出てきたウインドウで「基底レベルを表示する」を選択し，OKを順にクリックすると，結果（**図Ⅲ**）が表示されます．

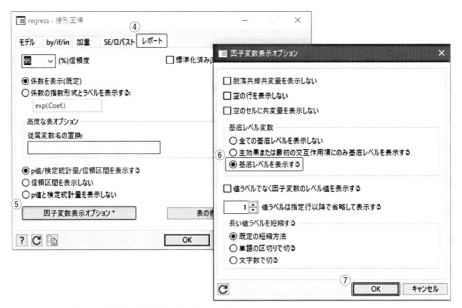

図Ⅱ　カテゴリー変数の基準の表示の設定

Source	SS	df	MS		Number of obs	=	1,000
					F(11, 988)	=	45.32
Model	7866.04368	11	715.09488		Prob > F	=	0.0000
Residual	15590.1153	988	15.779469		R-squared	=	0.3354
					Adj R-squared	=	0.3280
Total	23456.159	999	23.4796386		Root MSE	=	3.9723

los	Coef.	Std. Err.	t	P>|t|	[95% Conf. Interval]	
treatmentx	-.6158606	.2561607	-2.40	0.016	-1.118542	-.1131791
male	-1.39682	.2605528	-5.36	0.000	-1.90812	-.8855192
agecat						
20-39	0	(base)				
40-59	.4460215	.3352245	1.33	0.184	-.2118122	1.103855
60-79	.7051961	.3543595	1.99	0.047	.0098124	1.40058
80-	1.709347	.4389081	3.89	0.000	.8480481	2.570646
bmicat						
<18.5	.0989952	.3277985	0.30	0.763	-.544266	.7422563
18.5-24.9	0	(base)				
25-	1.731958	.2993914	5.78	0.000	1.144442	2.319474
wbc100	-.0008941	.002411	-0.37	0.711	-.0056254	.0038372
crp	1.516535	.0827477	18.33	0.000	1.354154	1.678917
phdm	1.187889	.3097974	3.83	0.000	.5799524	1.795826
drug1	.4095273	.6253569	0.65	0.513	-.817653	1.636708
_cons	-5.224005	.7701714	-6.78	0.000	-6.735364	-3.712645

図Ⅲ　カテゴリー変数の基準が表示された結果画面

第13章 Logistic 回帰分析

┌ **Point**
- Logistic 回帰分析は，アウトカムが二値変数のときに用いる
- Logistic 回帰分析は結果をオッズ比で算出する
- 調整する変数の選択は，先行研究の知見と臨床判断に基づく
- 調整する変数の数は，（アウトカム発生数÷10）個まで
  アウトカム発生が全体の半分を超える場合は，（アウトカムが発生していない数÷10）個

1 Logistic 回帰分析とは？

1）概要

　　第12章では，重回帰分析を行いました．重回帰分析は，アウトカムが連続変数のときに行い，アウトカム変数と曝露変数の関係を直線（一次関数）で近似する方法でした．では，アウトカムが二値変数のときは，重回帰分析は応用できるのでしょうか．**図13-1**は性別（1が男性，0が女性）と身長の関係をあらわし，赤線は重回帰分析で性別を身長で予測した直線です．予測できる箇所は丸で囲まれたわずかです．解析自体は行えますが，**アウトカムが二値変数のときに重回帰分析を使用することは適当ではありません**．一方で，二値変数の分布に近い曲線で予測するのに適しているのが，Logistic 回帰分析です．Logistic 回帰分析は**図13-2**のような曲線を描き，丸で囲まれた予測できる箇所が重回帰分析よりも広く，**二値変数がアウトカムのときはLogistic 回帰分析**を用います．

2）変数の選択

　　Logistic 回帰でも複数の変数を投入します．変数選択のポイントは重回帰分析と同じく，先行研究の知見や臨床判断に基づいて変数を選択します．多重共線性にも注意する必要があります（第12章参照）．

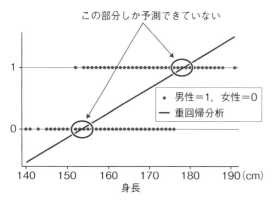

図13-1 重回帰分析で予測できる二値変数の範囲

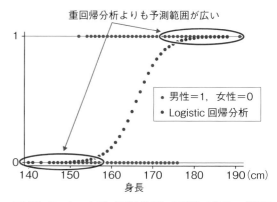

図13-2 Logistic回帰分析で予測できる二値変数の範囲

3) 変数の投入数

　　Logistic回帰分析にも調整できる変数の数に制限があります．Logistic回帰分析の投入できる変数の最大数は，（アウトカム発生数÷10）個です．アウトカムの発生が全体の半分を超える場合は，（アウトカムが発生していない数÷10）個です．例えば，サンプルデータは総症例数1,000例で，死亡が137例ですので，137÷10で13個まで変数を投入することができます．仮に，死亡が600例と半数を超えていた場合，死亡が発生していないのが400例なので，400÷10で40個まで変数を投入することができます．

　　Logistic回帰分析でも必要以上に変数を投入すると，オーバーフィッティングを起こすため，投入する変数の数は守りましょう（第12章参照）．

　　今回，サンプルデータでは，年齢，性別，BMI，白血球数，CRP値，糖尿病の既往歴，薬剤1の内服が臨床的に重要だと考えて，変数を投入することにしました．変数の数は重回帰分析と同様に，年齢が（4－1）個，BMIが（3－1）個，新規治療X，性別，白血球数，CRP値，糖尿病の既往，薬剤1の内服はそれぞれ1個と数え，合計11個（＜13）です．

2 オッズ比とは？

　　Logistic回帰分析の結果はオッズ比であらわします．オッズ比とは何でしょうか．

　　まず，オッズについてです．オッズは，「**(ある事象が起こる確率) ÷ (ある事象が起こらない確率)**」で定義されます（**表13-1**）．例えば，すべての目の出る確率が等しい普通のサイコロを振り，1の目が出る確率は1/6で，1の目が出ない確率は5/6です．「普通のサイコロの1の目が出るオッズ」は，1/5（＝1/6÷5/6）です．では，1の目が出る確率が2/3のイカサマサイコロのオッズを計算してみましょう．1の目が出ない確率は1/3です．「イカサマサイコロのオッズ」は2（＝2/3÷1/3）です．

表13-1　オッズとオッズ比

オッズ		（ある事象が起こる確率）　÷　（ある事象が起こらない確率）
例	普通のサイコロの1の目がでるオッズ	（1の目がでる確率）÷（1の目が出ない確率）＝1/6÷5/6＝1/5
	イカサマサイコロの1の目がでるオッズ	（1の目がでる確率）÷（1の目が出ない確率）＝2/3÷1/3＝2
オッズ比		2群のオッズを比べたもの
例	イカサマサイコロの普通のサイコロに対するオッズ比	2÷1/5＝10

　オッズ比は2つの群でオッズの比をとった値です．先ほどの，普通のサイコロと比較したイカサマサイコロの1の目が出るオッズ比を計算してみましょう．普通のサイコロのオッズは1/5で，イカサマサイコロのオッズは2と計算できたので，イカサマサイコロの1の目が出るオッズ比は通常のサイコロと比べて10（＝2÷1/5）となります．

　一方で，リスク比（相対危険度）は同じ比でも，オッズ比とは異なります．リスク比は曝露群の非曝露群に対して疾患などが発症する割合を比べています．先ほどのサイコロの例で，普通のサイコロが1を出す確率は1/6，イカサマサイコロが1を出す確率は2/3です．したがって，リスク比は，4（＝2/3÷1/6）となります．リスク比は曝露の有無でアウトカムが起こる確率を2つの群で比べています．

　リスク比が4のときには，普通のサイコロと比較して，イカサマサイコロは1の目が4倍出やすいと解釈できますが，「オッズ比が10」は普通のサイコロと比較して，イカサマサイコロは1の目が10倍出やすいというわけではありません．オッズ比には，基準値となる値はなく小さければ関連が低い，大きければ関連が高いと判断します．オッズ比10が相対的に高いか，低いのかどうかは研究ごとの判断になりますが，一般的な治療とアウトカムの関連の研究においてオッズ比2以上は高いなあと思うのが通常な感覚な気がします．また，イベントの発生率が低い場合はオッズ比をリスク比に近似することができます．

課題

課題18 Logistic回帰分析で新規治療Xと在院死亡の関連を調べる

課題 18 # Logistic回帰分析で新規治療Xと在院死亡の関連を調べる

 ## コマンド入力

　実際にStataでLogistic回帰分析を行ってみましょう．StataでLogistic回帰をする場合は，コマンド「logistic」を使用します．構文は下記となります．

```
logistic アウトカム変数 曝露変数 調整変数
```

重回帰分析と同様に，曝露変数と調整変数の順番は，特に指定はありません．

　注意点は，重回帰分析と同様に，3つ以上のカテゴリ変数は変数の前に"i."をつけることでカテゴリ変数として認識します．二値変数は，"i."を変数の前につけてもつけなくても，どちらでも結果は同じです（本書では二値変数にはつけません）．

　在院死亡（死亡退院，death_inhosp）と新規治療X（treatmentx）の関係をLogistic回帰分析で調べてみましょう．アウトカム変数は「death_inhosp」，曝露変数は「treatmentx」，調整変数は「male, agecat, bmicat, wbc100,, crp, phdm, drug1」です．

　では，コマンドを入力してみましょう．

```
logistic death_inhosp treatmentx male i.agecat i.bmicat
wbc100 crp phdm drug1
```

 ## クリック操作

❶メニューバーから「統計」→「アウトカム（二値）」→「ロジスティック回帰」を選択．

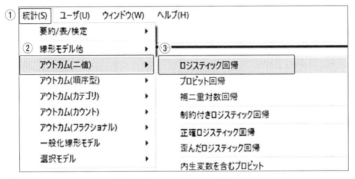

図13-3　Logistic回帰分析のメニュー操作

❷モデルタブの「従属変数」は"death_inhosp"を選択．

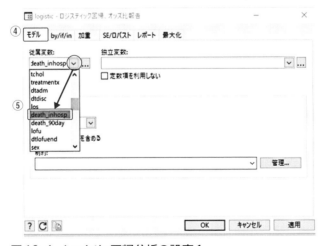

図13-4　Logistic回帰分析の設定1

❸「独立変数」は"treatmentx male agecat bmicat wbc100 crp phdm drug1"を1個ずつ選択 → "agecat"と"bmicat"の前に"i."をキーボードで入力．あるいは最初から"treatmentx male i.agecat i.bmicat wbc100 crp phdm drug1"とキーボードで入力する．

❹最後に"OK"をクリック．

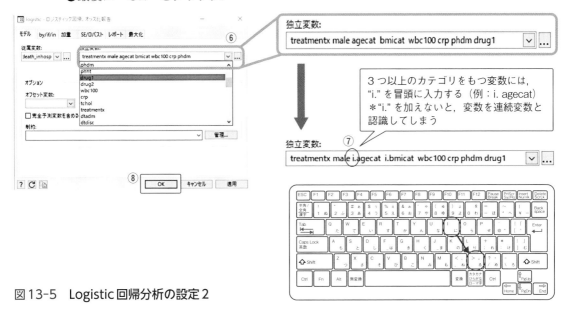

図13-5　Logistic回帰分析の設定2

 結果の解釈

Ⅰ）在院死亡と新規治療Ⅹの関連：曝露変数が二値変数

　　コマンドがうまく実行できると，**図13-6**のような結果がメイン画面に出力されます．さまざまな数値が記載されていますが，重要なところだけを説明します．

　　右上の表の"Number of obs"は症例数をあらわしています．これはアウトカム変数，曝露変数，調整変数のいずれかに欠損値があると，欠損値のある症例が除外されますので，確認しましょう．下の表の左上に"death_inhosp"が記載されています．これはアウトカムがdeath_inhospであることをあらわします，下の表の1行目の"Odds Ratio"がオッズ比，"Std.Err."が標準誤差，"P＞|z|"がP値，[95％Conf. Interval]は95％信頼区間をあらわします．表の左側は，曝露変数と調整変数になります．カテゴリ変数の名前の下の数字はカテゴリの名前です（"40-59"は40-59歳のカテゴリ）．

　　ここでは，"treatmentx"のオッズ比0.57，P値0.005，95％信頼区間0.38-0.84という結果が表示されています．つまりtreatmentxが0から1になるとdeath_inhospが統計学的有意にオッズ比が低い（オッズ比0.57，95％信頼区間0.38-0.84，P値＝0.005）という結果です．結果の解釈は「性別，年齢，BMI，白血球数，CRP値，糖尿病の既往，薬剤1の内服を調整すると，新規治療Ⅹは標準治療と比較し，オッズ比0.57で死亡の減少と有意に関連している」です．

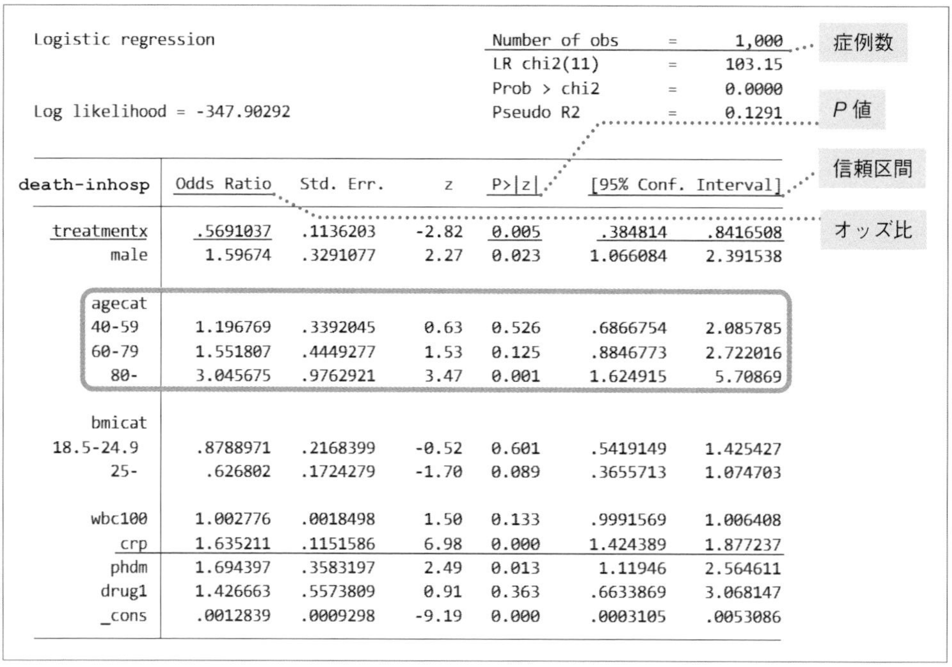

```
Logistic regression                    Number of obs    =        1,000  ··· 症例数
                                       LR chi2(11)      =       103.15
                                       Prob > chi2      =       0.0000
Log likelihood = -347.90292            Pseudo R2        =       0.1291  ···· P値

─────────────────────────────────────────────────────────────────── 信頼区間
death-inhosp │ Odds Ratio   Std. Err.      z     P>|z|     [95% Conf. Interval]
─────────────┼──────────────────────────────────────────────────────── オッズ比
  treatmentx │  .5691037    .1136203    -2.82    0.005      .384814    .8416508
        male │  1.59674     .3291077     2.27    0.023     1.066084   2.391538
             │
      agecat │
       40-59 │  1.196769    .3392045     0.63    0.526     .6866754   2.085785
       60-79 │  1.551807    .4449277     1.53    0.125     .8846773   2.722016
         80- │  3.045675    .9762921     3.47    0.001     1.624915    5.70869
             │
      bmicat │
   18.5-24.9 │  .8788971    .2168399    -0.52    0.601     .5419149   1.425427
         25- │  .626802     .1724279    -1.70    0.089     .3655713   1.074703
             │
      wbc100 │  1.002776    .0018498     1.50    0.133     .9991569   1.006408
         crp │  1.635211    .1151586     6.98    0.000     1.424389   1.877237
        phdm │  1.694397    .3583197     2.49    0.013      1.11946   2.564611
       drug1 │  1.426663    .5573809     0.91    0.363     .6633869   3.068147
       _cons │  .0012839    .0009298    -9.19    0.000     .0003105   .0053086
```

図13-6　結果：在院死亡と新規治療XのLogistic回帰

Ⅱ）他の解釈①：曝露変数がカテゴリ変数

　先ほどの結果で，年齢に注目していた場合を見てみましょう．年齢は20-39歳，40-59歳，60-79歳，80歳以上の4区分です．結果には40-59歳，60-79歳，80歳以上の3区分が表示されています．20-39歳は表示されていません．これは重回帰分析と同様に20-39歳を基準とした結果をあらわしています．40-59歳と60-79歳のオッズ比は1を超えていますが，95％信頼区間が1をまたいでいるので統計学的な有意差は認めません．解釈は「40-59歳は20-39歳と比べて，新規治療X，性別，年齢，白血球数，CRP値，糖尿病の既往，薬剤1の内服を調整すると，死亡のオッズ比が1.20になる（有意差はありません）」となります．60-79歳もオッズ比1.55で同様の解釈です．一方，80歳以上のカテゴリでは，オッズ比3.05で95％信頼区間の下限が1.62と1を超えているため，統計学的に有意差を認めてオッズ比が高いと言えます．解釈は「新規治療X，性別，年齢，白血球数，CRP値，糖尿病の既往，薬剤1の内服を調整すると，80歳以上は20-39歳と比べて有意に死亡と関連しています（オッズ比3.05，95％信頼区間1.62-5.71，P値＜0.001）」となります．なお，基準が20-39歳ですので，40-59歳と80歳以上などの基準以外のカテゴリ同士の比較はできません．

Ⅲ）他の解釈②：曝露変数が連続変数

　CRP値に注目していた場合を見てみましょう．CRPの結果を見るとオッズ比1.64（95％信頼区間1.42-1.88，P値＜0.001）です．CRPは連続変数で，0から無限大の値をとります．この結果の解釈は「CRP値が1増えると，死亡のオッズ比が1.64倍（95％信頼区間1.42-1.88）有意に高くなります」です．つまり，CRPが0から1に増えるとオッズ比1.64

倍，1が2に増えても1.64倍，…といったようにオッズ比が高くなります．注意点としては，CRP値が0から1になることと，1から2になることが臨床的に意味合いが異なれば，この解釈は成り立ちません．

■ 参考文献

1）Stoltzfus JC：Logistic regression: a brief primer. Acad Emerg Med, 18：1099-1104, 2011

2）Hess AS & Hess JR：Logistic regression. Transfusion, 59：2197-2198, 2019

3）LaValley MP：Logistic regression. Circulation, 117：2395-2399, 2008

4）Zhang J & Yu KF：What's the relative risk? A method of correcting the odds ratio in cohort studies of common outcomes. JAMA, 280：1690-1691, 1998

第14章 生存時間分析
Kaplan-Meier 曲線，log-rank 検定，Cox 回帰

Point

- 生存時間分析はアウトカム発生までの時間に関心がある場合に行う
- 比較方法としては，Kaplan-Meier 曲線，log-rank 定，Cox 回帰がある
- 追跡が途中でできなくなる場合には「打ち切り」がある
- Cox 回帰は背景因子を調整した生存時間分析である
- Cox 回帰は「ハザード比一定の仮定」を満たす必要がある

1　生存時間分析とは？

　　第12，13章では重回帰分析と Logistic 回帰分析を学びました．この2つの方法は，時間の概念がありません．Logistic 回帰分析で死亡をアウトカムとする場合，入院初日に死亡しても入院100日目に死亡しても死亡は死亡です．しかし，**発症までの時間に意味がある場合**は Logistic 回帰分析は不向きです．例えば，癌の再発をアウトカムとする場合，治療1年後に再発と4年後に再発では臨床的にも大きく意味合いが異なると思います．このように，アウトカム発生までの時間にも関心のある場合に行う分析が生存時間分析です．

　　生存時間分析は，Kaplan-Meier 曲線を描いて，log-rank 検定でその曲線に差があるかを検定します．Kaplan-Meier 曲線と log-rank 検定は，治療とアウトカムについて具体的な値で評価できません．また，年齢や性別などの調整変数で調整することができません．調整変数を用いて調整する場合は Cox 回帰を使って，ハザード比を求めます．これらについてみてみましょう．

2 ハザード比とは？

　ハザード比について具体的に説明していきましょう．**図14-1**はA～Fの6人を5年間追跡したことをあらわしています．図中の▲は打ち切りを意味します．打ち切りとは，転居や不慮の事故による死亡などで追跡できなくなった状態のことです．アウトカムが発生したかどうかはわかりません．**図14-1**ではEが4年間は追跡できましたが，その後は追跡できなくなり打ち切りとなりました．×はアウトカムの発生を意味します．

1）ハザード

　図14-1でアウトカムが起こった割合は4/6 ＝ 66.7％です．「アウトカムが起こった割合」には時間の概念は存在せず，アウトカムの発生数を全体の数で割った値です．では，アウトカムの割合に，**時間の概念をとり入れたアウトカムの発生率**はどうなるでしょうか．ここでの**発生率とはアウトカムが起きる速度**を意味します．つまりある時点から次の時点までに対象者にアウトカムが発生する割合のことであり，これをハザードといいます．例えば，2年目から3年目の間にがんが再発する確率が1/4であれば，ハザードは1/4ということができます．アウトカムの発生率（ハザード）は「**発生数÷対象者の延べ観察期間**」で定義します．定義からわかるように，分母には観察期間という「時間」が加わります．**図14-1**のアウトカムの発生数は4です．それぞれの観察期間は，Aは5年間アウトカムが発生しなかったので5人年，B，C，D，Fは2，4，3，1年目でアウトカムが発生したのでそれぞれ，2人年，4人年，3人年，1人年，Eは4年目で打ち切りとなったので4人年です．「人年」は何人をどれだけの期間追跡したかをあらわします．日数で人を追跡したら単位は「人日」となります．アウトカムの発生率は，4 ÷（5 ＋ 2 ＋ 4 ＋ 3 ＋ 4 ＋ 1）＝ 4 ÷ 19 ＝ 0.21/人年です．0.21/人年は「100人を1年間追跡すると21人アウトカムが発症する」と解釈できます．

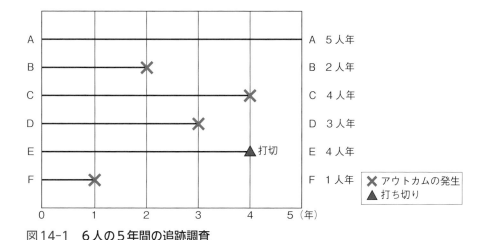

図14-1　6人の5年間の追跡調査

2) ハザード比

　治療群のハザードとコントロール群のハザードの比をとったのがハザード比になります。ハザード比はコントロール群と比べて，治療群がどれだけアウトカムを発生しやすいかをあらわしています．後述するCox回帰では結果をあらわすのにハザード比を用います．

　注意したいのは，ハザード比が0.65という結果を得ても，治療はコントロールと比べて死亡の発生を0.65倍に減らすという意味にはならないということです．治療の効果は〔(**コントロール群の生存割合**)^{ハザード比} − (**コントロール群の生存割合**)〕であらわします．コントロール群の生存率が79.2％でハザード比が0.65とすると，治療の効果は$0.792^{0.65}$ − $0.792 = 0.067$です．つまり，6.7％上げたことになります．ハザード比だからといって安易に何倍であるという解釈をしないように気をつけましょう．

3 　Kaplan-Meier 曲線，log-rank 検定

　Kaplan-Meier曲線とlog-rank検定は，生存時間分析の単純な群間比較です．このため，背景因子が両群で揃っているランダム化比較試験ではよく用いられます．反対に背景因子が揃っていない場合は，主解析として使用することはやめた方がよいでしょう．

　Kaplan-Meier曲線はある時点までの生存率をあらわす曲線で，log-rank検定は両群の生存率を比較する方法です．**図14-2**はKaplan-Meier曲線で，縦軸は生存率，横軸は生存期間（この図では日数）もあらわしています．最近では，Number at risk（**図14-2**の赤線で囲まれた部分）を表示することが多いです．Number at riskは各観察期間の人数を表示しています．生存時間分析は，観察期間が長くなるほど，アウトカム発生や打ち切りの

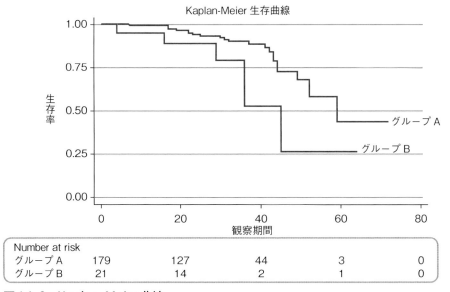

図14-2　Kaplan-Meier 曲線

ために対象者が少なくなります．対象者が少なくなると少数のアウトカム発生でも生存率が大きく変化するので，観察期間の後半の解釈は要注意です．

　log-rank検定は，2群の生存率を比較する代表的な手法です．log-rank検定によってKaplan-Meier曲線であらわされた2群の生存率の差を検定します．

4 Cox回帰

　交絡因子（p45参照）を調整するための代表的な方法は回帰分析です．生存時間分析でも交絡因子の調整は必要です．生存時間分析の代表的な回帰分析がCox回帰です．

　Cox回帰には1つの仮定を満たしていることが必要です．それは，「**ハザード比一定**」の仮定です．ハザードはある時点から次の時点までにアウトカムが発生する割合です．つまり，ハザード比は2群間でのハザードがどの時点でも常に一定であるということです．例えば，追跡期間初日で2群のハザード比が0.3で，追跡300日目でもハザード比が0.3であるということです（**図14-3**）．2群間のハザード比が一定かどうかは検証することが可能です．方法はいくつかありますが，今回はSchoenfeld残差を用いてハザード比一定を検証します．Schoenfeld残差は，実測値とCox回帰の各調整変数ごとのアウトカム発生の予測値の差です．詳細は成書に譲りますが，Schoenfeld残差が時間と無関係であることがハザード比一定の仮定を満たしているということだけおさえておきましょう．また，Schoenfeld残差は打ち切りの対象者では計算されないことに注意が必要です．

　Cox回帰は変数選択と投入できる変数の数に制限があります．変数選択は，重回帰分析やLogistic回帰分析と同様に，臨床的に意味のある変数や先行研究で使用された変数を選択します．投入できる変数の数は，Logistic回帰分析と同じく，（アウトカムの発生数÷10）個，アウトカムの発生が全体の半数を超える場合は，（アウトカムが発生しない症例数÷10）個です．第13章で述べた通りサンプルデータは1,000例，死亡例（90日死亡）は180例なので18個までとなります．今回は，年齢，性別，BMI，白血球数，CRP値，糖尿病の既

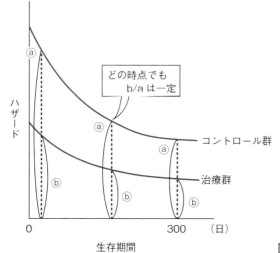

図14-3　Cox回帰の条件：ハザード比一定

往歴, 薬剤1の内服が臨床的に重要だと考えて, 変数を投入することにしました. 変数の数は年齢が（4 − 1）個, BMI（3 − 1）個, 新規治療X, 性別, 白血球数, CRP値, 糖尿病の既往, 薬剤1の内服はそれぞれ1個と数え合計11個（＜18）です.

課 題

課題19 生存時間分析で新規治療Xと90日死亡の関連を調べる

課題
19
生存時間分析で
新規治療Xと90日死亡の関連を調べる

生存時間分析の解析には下記の5つのステップがあります. ①〜⑤をすべて行う必要はありませんが, ①のセットアップは②〜⑤のどの解析を行ううえでも必要です. ②と③は1つのセットと考えてください. ⑤は④を行ったうえで行う解析で, ④と⑤もセットと考えてください.

> ① 生存時間分析のデータにセットアップ
> ② Kaplan-Meier曲線
> ③ log-rank検定
> ④ Cox回帰
> ⑤ ハザード比一定の仮定の検証（Schoenfeld残差）

① 生存時間分析のデータにセットアップ

 ## コマンド入力

生存時間分析を行うためには必要な工程です. 一度セットアップしてしまえば, Stataを終了するまで使用し続けることが可能です. セットアップにはコマンド「stset」を使用します. 余談ですが, stはsurvival timeの意味で, 生存分析のコマンドはstが最初につきます. 構文は下記です.

```
stset 時間変数, failure（故障イベント変数）
```

failureはアウトカム変数を指定するオプションです. 生存時間分析は追跡期間の変数とアウトカム変数の2つの変数が必要です. 時間変数は追跡期間の変数です. 今回は入院から追跡しているlofu（入院日からのフォローアップ期間）です. 故障イベント変数はアウトカム変数で, 今回はdeath_90day（90日死亡）を使用します. アウトカム変数に, 打ち

切りの値などが含まれている場合は，アウトカムの値を指定します．

では，コマンドを入力してみましょう．

```
stset␣lofu,␣failure(death_90day)
```

 ## クリック操作

❶メニューバーの「統計」から「生存分析」→「セットアップとユーティリティ」→「生存時間データのセットアップ」をクリック.

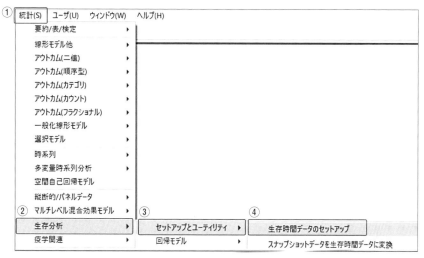

図14-4　生存時間分析のセットアップのメニュー操作

❷メインタブの「時間変数」は"lofu"を選択→「故障イベント変数」は"death_90day"を選択.

❸最後に"OK"をクリック.

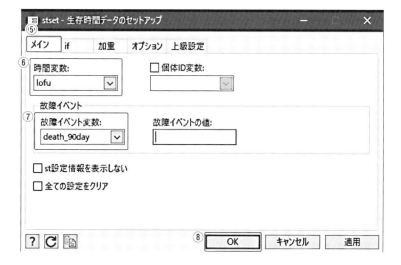

図14-5　生存時間分析のセットアップの設定

147

結果の解釈

　　セットアップが成功すると**図14-6**のようにアウトカム変数の詳細が表示されます．表の下に，対象者数，アウトカム発生数，対象者の延べ観察期間が記載されます．

　　1,000人の対象者で，180人が観察期間中に死亡し，全体で65,076人日観察されたことになります．

　　以降はセットアップがされていることを前提に進めます．

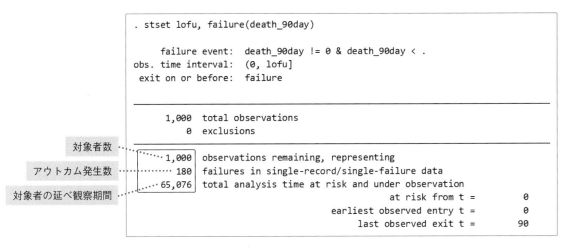

```
. stset lofu, failure(death_90day)

     failure event:  death_90day != 0 & death_90day < .
 obs. time interval:  (0, lofu]
  exit on or before:  failure
_____

       1,000  total observations
           0  exclusions
_____

       1,000  observations remaining, representing
         180  failures in single-record/single-failure data
      65,076  total analysis time at risk and under observation
                                         at risk from t =          0
                                earliest observed entry t =          0
                                   last observed exit t =         90
```

対象者数 ……
アウトカム発生数 ……
対象者の延べ観察期間 ……

図14-6　結果：生存時間分析のセットアップ

② Kaplan-Meier 曲線

コマンド入力

　　Kaplan-Meier曲線を描くにはコマンド「sts□graph」を使用します．構文は下記となります．

```
sts□graph, □by(曝露変数)□risktable
```

　　今回の曝露変数は"treatmentx"です．risktableはアットリスク表（**図14-2**下のNumber of risk）を示すオプションコマンドです．

```
sts□graph,□by(treatmentx)□risktable
```

クリック操作

❶メニューバーの「統計」から「生存分析」→「グラフ」→「Kaplan-Meier生存関数」
をクリック.

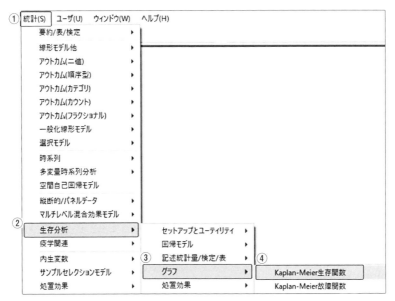

図14-7　Kaplan-Meier曲線のメニュー操作

❷メインタブで「関数」は"Kaplan-Meier生存関数をグラフ化する"を選択→「グルー
プ別に計算する」を選択し,グループ変数は"treatmentx"を選択.

❸アットリスク表タブで,「グラフの下にアットリスク表を表示する」を選択.

❹最後に"OK"をクリック.

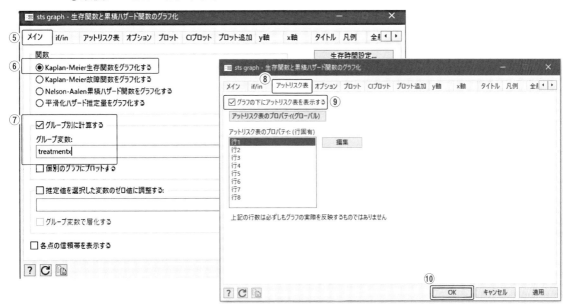

図14-8　Kaplan-Meier曲線の設定

結果の解釈

結果は図14-9となります．Kaplan-Meier曲線では新規治療Xが死亡率減少と有意に関連しているように見えます．しかし，検定をしているわけではないので，引き続きlog-rank検定を行いましょう．

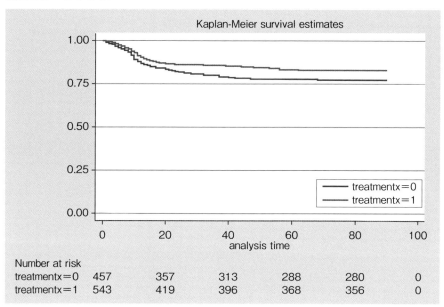

図14-9　Kaplan-Meier曲線

③ log-rank検定

コマンド入力

log-rank検定を実行するには，コマンド「sts␣test」を使用します．構文は下記です．

```
sts␣test␣曝露変数
```

今回の曝露変数は"treatmentx"なので，下記となります．

```
sts␣test␣treatmentx
```

クリック操作

❶メニューバーの「統計」から「生存分析」→「記述統計量 / 検定 / 表」→「生存関数の均一性検定」をクリック.

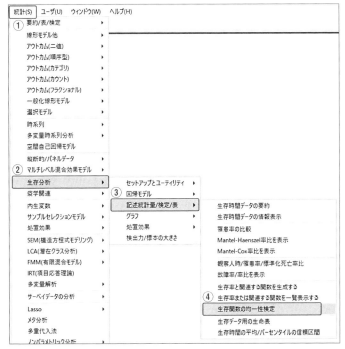

図14-10 log-rank検定の
メニュー操作

❷メインタブで「変数」は"treatmentx"を選択→「検定」は"ログランク"を選択.

❸最後に"OK"をクリック.

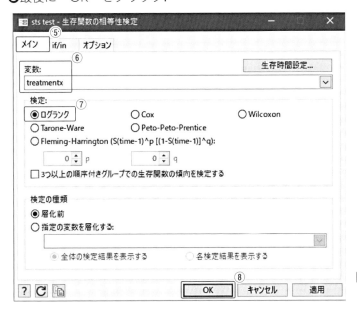

図14-11 log-rank検定
の設定

結果の解釈

　結果は**図14-12**のように表示されます．log-rank検定の結果P値0.0341で「新規治療Xと標準治療の生存率は同じである」という帰無仮説が棄却され，Kaplan-Meier曲線であらわしているように，新規治療Xは標準治療と比較して死亡率減少と関連していると解釈できます．

<u>**Log-rank test for equality of survivor functions**</u>

treatmentx	Events observed	Events expected
0	96	81.90
1	84	98.10
Total	180	180.00
chi2(1) =		4.49
Pr>chi2 =		0.0341

図14-12　結果：新規治療Xと標準治療のlog-rank検定

④ Cox回帰

コマンド入力

　Cox回帰はコマンド「stcox」を使用します．構文は下記です．

```
stcox 曝露変数 調整変数
```

　今回は曝露変数が「treatmentx」，調整変数は「male, agecat, bmicat, wbc100, crp, phdm, drug1」です．アウトカム変数はstsetですでに定義されているので入力は不要です．では，実際に入力してみましょう．

```
stcox treatmentx male i.agecat i.bmicat wbc100 crp phdm drug1
```

クリック操作

❶メニューバーの「統計」から「生存分析」→「回帰モデル」→「Cox比例ハザードモデル」をクリック.

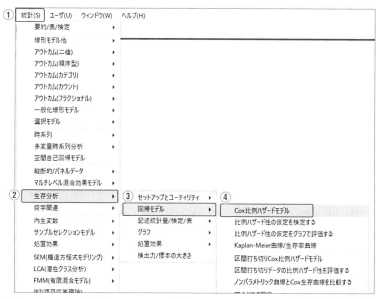

図14-13　Cox回帰のメニュー操作

❷モデルタブの「独立変数」は"treatmentx male agecat bmicat wbc100 crp phdm drug1"を選択か入力→agecatとbmicatの前に"i."をつける.

❸最後に"OK"をクリック.

図14-14　Cox回帰の設定

　　結果は図14-15となります．右上"Number of obs"は症例数をあらわしています．アウトカム変数，曝露変数，調整変数のいずれかに欠損値があると，欠損値のある症例が除外されますので，必ず確認しましょう．下の表の"Haz. Ratio"がハザード比，"P > |z|"がP値，[95 % Conf. Interval]は95 %信頼区間をあらわします．表の左側は，曝露変数と調整変数になります．カテゴリ変数の名前の下の数字はカテゴリの名前です（"40-59"は40-59歳のカテゴリ）．"treatmentx"のハザード比0.63，P値0.003，95 %信頼区間0.47-0.85という結果が表示されています．つまり新規治療Xは（treatmentxが0から1になると），死亡率減少と統計学的有意に関連し，ハザード比0.63（95 %信頼区間0.47-0.85）になるという結果です．結果の解釈は，「性別，年齢，BMI，白血球数，CRP値，糖尿病の既往，薬剤1の内服を調整すると，新規治療Xは標準治療と比べて，死亡のハザード比が0.63で有意に死亡率を減少する」です．

```
Cox regression -- Breslow method for ties

No. of subjects =         1,000          Number of obs    =       1,000   症例数
No. of failures =           180
Time at risk    =         65076

                                         LR chi2(11)      =      103.24
Log likelihood  =    -1161.9313          Prob > chi2      =      0.0000
```

	ハザード比			P値	信頼区間	
_t	Haz. Ratio	Std. Err.	z	P>|z|	[95% Conf. Interval]	
treatmentx	.6337533	.0961828	-3.01	0.003	.4706911	.8533054
male	1.481646	.23455	2.48	0.013	1.086416	2.020657
agecat						
40-59	1.061171	.2390562	0.26	0.792	.6823861	1.650215
60-79	1.489834	.3281177	1.81	0.070	.967545	2.294059
80-	2.310877	.5599203	3.46	0.001	1.437251	3.715532
bmicat						
18.5-24.9	.8664688	.1645673	-0.75	0.450	.5971525	1.257247
25-	.7407019	.1506857	-1.48	0.140	.4971394	1.103593
wbc100	1.002626	.0013997	1.88	0.060	.9998866	1.005373
crp	1.35653	.0691796	5.98	0.000	1.227497	1.499127
phdm	1.784825	.2876226	3.59	0.000	1.301444	2.447743
drug1	1.245017	.3483746	0.78	0.434	.7194431	2.154539

図14-15　結果：標準治療と比べた新規治療XのCox回帰

⑤ ハザード比一定の仮定の検証（Schoenfeld残差）

コマンド入力

　　Cox回帰を行った後にハザード比一定の仮定をSchoenfeld残差を用いて検証します．コマンド「estat␣phtest」を用います．Cox回帰を行った後に下記のコマンドを入力します．

```
estat␣phtest,␣detail
```

　　detailは各調整変数のSchoenfeld残差の検査結果が出ます．

クリック操作

❶メニューバーの「統計」から「生存分析」→「回帰モデル」→「比例ハザード性の検定」をクリック．

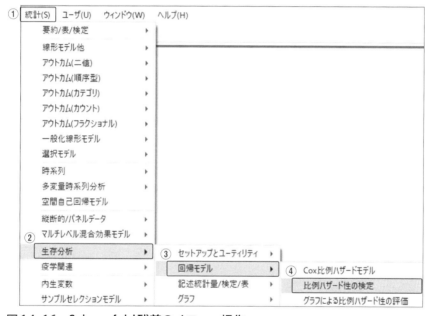

図14-16　Schoenfeld残差のメニュー操作

❷メインタブで"Schoenfeld残差に基づく比例ハザード仮説検定（phtest）"を選択→オプションをクリック.

❸新規ウインドウのメインタブで「各共変量ごとに比例ハザード仮説検定をする」をチェック.

❹最後に"OK"をクリック.

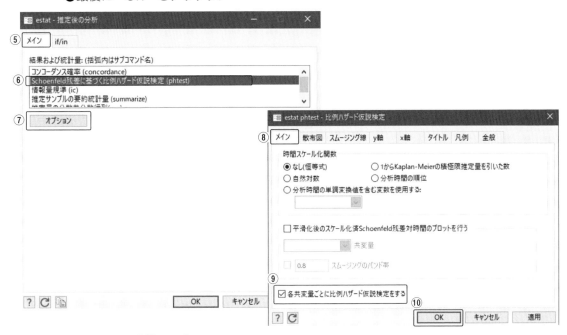

図14-17　Schenfeld残差の設定

 結果の解釈

　　結果は図14-18になります．各変数ごとにP値などが記載されています．treatmentxに注目してください．この検定の帰無仮説は「ハザード比が一定である」です．帰無仮説は棄却すると，「ハザード比は一定ではない」となります．treatmentxのP値は0.5333で，帰無仮説は棄却できないので比例ハザード性が一定であるということになります．つまり，Cox回帰は比例ハザード一定の仮定を満たしていることになります.

　　生存時間分析ではKaplan-Meier曲線，log-rank検定，Cox回帰を行った結果，新規治療Xは死亡の減少に関連していました.

```
Test of proportional-hazards assumption

Time:   Time

                 rho        chi2       df     Prob>chi2

 treatmentx     0.04580     0.39        1      0.5333
 male          -0.04677     0.39        1      0.5313
 1b.agecat        .           .         1        .
 2.agecat      -0.07378     0.98        1      0.3220
 3.agecat      -0.02158     0.09        1      0.7694
 4.agecat       0.01129     0.02        1      0.8809
 1b.bmicat        .           .         1        .
 2.bmicat       0.03031     0.17        1      0.6834
 3.bmicat       0.18713     6.29        1      0.0121
 wbc100        -0.00040     0.00        1      0.9957
 crp            0.07081     0.93        1      0.3348
 phdm           0.11804     2.74        1      0.0980
 drug1         -0.02484     0.11        1      0.7405

 global test               16.40       11      0.1270
```

図14-18　Schoenfeld残差

■ 参考文献

1 ）Benítez-Parejo N, et al：Survival analysis and Cox regression. Allergol Immunopathol（Madr）, 39：362-373, 2011

2 ）George B, et al：Survival analysis and regression models. J Nucl Cardiol, 21：686-694, 2014

3 ）Stolberg HO, et al：Survival analysis. AJR Am J Roentgenol, 185：19-22, 2005

4 ）Zhang Z, et al：Time-varying covariates and coefficients in Cox regression models. Ann Transl Med, 6：121, 2018

結果をまとめる

 A先生「ここまでで一通りの解析は終わりです. よく頑張りました」

 F先生「はい. 最初は抵抗感しかなかったですが, 手順に沿って解析していくうちにあっという間にできるようなった気がします」

 A先生「ここまでできるようになったのは素晴らしいね. もちろんこれですべてができるようになったわけではないけど, 基本となる臨床研究はできるようになったと思うよ」

 F先生「はい. ありがとうございます. 以下に結果をまとめました」

 A先生「すばらしい. M先生に見ていただいてから, 投稿しよう」

 F先生「はい」

「実践編をはじめる前に」（pp30-35）に記載している図表について, 実践編で行った解析と照らし合わせていきましょう. 実践編で解析をしていないものについては, 参照するべき章を記しますので, 自分でやってみましょう.

図表について

表aは比較する2群の患者背景を比較したものです. 対象となる集団に違いがあるのかないのか, あるのであればどの項目に差があるのかをまとめる表です. 一般的に, 論文の表1（table 1）になることが多く, "table1を作成する"といえば, 患者背景の表を作成することを指します. 具体的には, 曝露変数と調整変数の関連をカイ二乗検定や t 検定などで単純に示します. シンプルな表ですが, 第7章〜10章までの知識と解析が含まれています. 表Iに記載されている解析手法で解析してみましょう. いずれの項目もその項目が連続変数, 2値変数, カテゴリ変数なのかを確認して, 連続変数であればその分布を確認してから, 適切な方法を用いて解析しましょう. 解析手法は第6章（pp50-51）にまとめてあるのでご参照ください.

いずれの結果も P 値0.05未満であれば, 比較する2群（標準治療と新規治療X）に有意な差があると判断します. 例えば, 年齢区分は P 値＝0.004であり, 2群間に有意に差があると解釈します. この2群が揃っていなければ, アウトカムを単純に評価することはできず多変量解析等で患者背景を調整する必要があります.

表a　感染症Aにおける標準治療と新規治療Xの患者背景

	標準治療 (n = 457)		新規治療X (n = 543)		全体 (n = 1,000)		P値
	n	%	n	%	n	%	
性別							0.02
男	191	41.8	268	49.4	459	45.9	
女	266	58.2	275	50.6	541	54.1	
年齢区分							0.004
20-39歳	133	29.1	110	20.3	243	24.3	
40-59歳	157	34.4	185	34.1	342	34.2	
60-79歳	111	24.3	172	31.7	283	28.3	
80歳以上	56	12.3	76	14.0	132	13.2	
体重 (kg), 平均値 (標準偏差)	57.4 (17.2)		59.8 (17.8)		58.7 (17.5)		0.04
身長 (cm), 平均値 (標準偏差)	164.5 (8.7)		165.4 (8.6)		165.0 (8.6)		0.12
Body Mass Index							0.15
<18.5	108	23.6	111	20.4	219	21.9	
18.5-24.9	230	50.3	262	48.3	492	49.2	
≥25	119	26.0	170	31.3	289	28.9	
併存疾患							
糖尿病あり (人)	105	23.0	143	26.3	248	24.8	0.22
内服薬あり (人)	18	3.9	27	5.0	45	4.5	0.43
入院時採血結果							
白血球 (×10²/μL), 平均値 (標準偏差)	129 (54.0)		133 (51.1)		131 (52.5)		0.17
CRP (mg/L), 平均値 (標準偏差)	7.86 (1.6)		8.11 (1.5)		8.00 (1.6)		0.01

表I　表aに対応する解析手法と該当章

項目 (変数名)	解析手法	該当章
性別 (male)	カイ二乗検定	第7章, 第8章, 第9章
年齢区分 (agecat)	カイ二乗検定	第7章, 第8章, 第9章
体重 (weight)	Studentの t 検定	第10章
身長 (height)	Studentの t 検定	第10章
body mass index カテゴリ (bmicat)	カイ二乗検定	第7章, 第8章, 第9章
糖尿病 (phdm)	カイ二乗検定	第7章, 第9章
内服薬1 (drug1)	カイ二乗検定	第7章, 第9章
白血球 (wbc100)	Studentの t 検定	第10章
CRP値 (crp)	Studentの t 検定	第10章

表b 標準治療と新規治療Xの在院日数（Wilcoxonの順位和検定）
と死亡率（カイ二乗検定）の比較［単変量解析］

	標準治療 (n=457)	新規治療X (n=543)	計 (n=1,000)	P値
死亡，人(%)	73(16)	64(12)	137(14)	0.06
在院日数(日)， 中央値(4分位範囲)	8(3-10)	7(3-11)	7(3-10)	0.49

表c 在院死亡に対するLogistic回帰分析
［多変量解析］

治療	在院死亡		P値
	オッズ比	95%信頼区間	
標準治療	Reference		
新規治療X	0.57	0.38-0.84	0.005

Reference，基準

表d 在院日数に対する重回帰分析
［多変量解析］

治療	在院日数		P値
	β係数	95%信頼区間	
標準治療	Reference		
新規治療X	− 0.6	− 1.1-− 0.1	0.02

Reference，基準

　表bはアウトカムの単変量解析の結果を示しています．在院死亡は2値変数なので，2値変数と2値変数の比較です．第7，9章を参照ください．死亡の変数は「death」です．この結果は，在院死亡割合はカイ二乗検定では有意差は認めない（新規治療X群12％［64人］vs.標準治療群16％［73人］P = 0.06 ）と解釈します．在院日数は第8章で同じ課題をしています．在院日数（中央値［四分位範囲］）は Wilcoxon の順位和検定で有意差を認めなかった（新規治療X群 8［3-10］vs. 標準治療群7［3-11］日 P = 0.49）という解釈でした．

　表cは表bで解析した在院死亡を調整変数を含めLogistic回帰分析をした結果です．表aの説明で述べたように患者背景に差があるので，調整して評価する必要があります．これは第13章でやりました．Logistic回帰分析では標準治療群と比較して新規治療X群の院内死亡の減少と関連していた（オッズ比0.57 95％信頼区間0.38-0.84 P = 0.005）と解釈します．

　表dは表bで解析した在院日数に調整変数を含め重回帰分析をした結果です．これも多変量解析での調整が必要でした．これは第12章でやりました．標準治療と比較して，新規治療Xは在院日数の短縮と関連していた（差0.6日 95％信頼区間0.1-1.11 P = 0.02）と解釈します．

　表e，図は90日死亡に対するKaplan-Meier曲線と，調整変数を含めたCox回帰の結果です．これは第14章でやりました．Cox回帰では標準治療と比べて新規治療Xは90日死亡の減少と関連していた（ハザード比0.64 95％信頼区間0.47-0.85 P = 0.003）と解釈します．

　このすべての結果をまとめると，抄録の結語に示したとおり「【結語】新規治療Xは標準治療と比較し，死亡割合の低下，在院日数の短縮と関連していた．感染症Aに対する新規治療Xは有効である可能性が示唆された．」となります．

表e　90日死亡に対する生存時間分析（Cox回帰）
　　　［多変量解析］

治療	90日死亡		P値
	ハザード比	95%信頼区間	
標準治療	Reference		
新規治療X	0.64	0.47-0.85	0.003

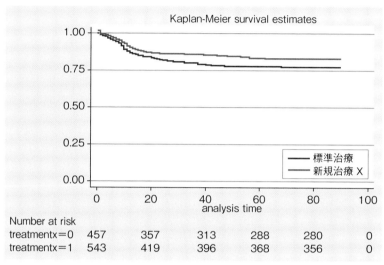

図　90日死亡に対するKaplan-Meier曲線

 M先生　「よくできていますね．投稿して，ハワイに行きましょう！新規性もあるしっかりとした研究で，適切に解析もできていますので，採択されると思います．A先生はお留守番お願いしますね」

 A先生　「えっ．（一緒に行けないのか）」

 F君　「はい．A先生，すいません．マカデミアナッツチョコレート買ってきます」

 A先生　「せっかくここまでやれるようになったので，ハワイに行く前にもうちょっとStataの操作に慣れてから行くようにね！！」

 F君　「え，まだやることあるんですか．笑」

　　ここまでの実践で抄録に必要な解析は終わりです．ただ，もう少しStataの操作になれると自施設のデータでの解析が容易になると思います．この後の第15章もやってみましょう！

コラム⑨
論文や学会発表で記載すべき桁数

　抄録や論文に記載する値の桁数をどのように決めていますか？統計ソフトにでてきた結果をそのまますべて記載するべきではありません.

　四捨五入して**臨床的に意義のある桁数**で報告しましょう. 基本的には, 先行研究を参考に決めてください. 先行研究がバラバラなときは, 自分ならどこまでの数字を使って判断するかで決めましょう. 表Ⅰに基準と例を示します. ただし, あくまで一般的な基準であり, 研究に合わせて調整しましょう.

　また, パーセンテージ（％）を表記するときは分母と分子両方の数位もなるべく記載します. **同じ33％でも1,000/3,000と1/3ではその意義は全く異なります**. なお, 10％以上のときは, 小数点以下は省いてもよいですが, 10％未満の数値は, 小数点以下第1位まで記載する方がよいでしょう.

　P値の記載方法も大切です. 一昔前の論文によくある, 有意差がある値を「*」や「＜0.05」だけであらわす方法は推奨されていません. 具体的な数値で示しましょう. 極端に桁数の長いP値（例：0.0213など）を記載している論文もときどき見受けられますが, 意味のない桁数が多く, あまり美しくありません. 臨床系ジャーナルの最高峰であるThe New England Journal of Medicineでは, 表ⅡのようにP値を記載するようガイドライン

表Ⅰ　報告する桁数の基準

値	基準	例
年齢（年）	整数	37歳, 62歳
白血球	整数	8,900/μL, 15,000/μL
在院日数	整数（または, 小数点以下1桁）	1日, 10日, 2.8日, 6.2日
体重	小数点以下1桁	59.3 kg, 78.2 kg
CRP値	小数点以下2桁	0.35 mg/dL, 11.26 mg/dL
オッズ比	小数点以下2桁	0.22, 1.56
ハザード比	小数点以下2桁	0.68, 2.21

表Ⅱ　記載すべきP値の桁数

計測されたP値	報告するP値の基準	例
＞0.01	小数点2桁	0.11, 0.20, 0.06, 0.01
0.01-0.001	小数点3桁	0.008, 0.002
＜0.001	すべて0.001未満とする	＜0.001

を出しています.

　ただし，四捨五入で誤解を招く値の場合は，1桁多く表記しましょう．例えば，0.0493 や0.0514はいずれも，四捨五入し，小数点以下2桁で表記すると，0.05になります．有意水準の判断に影響を与えるので，0.049，0.051と下3桁で表記する方がよいでしょう.

▓ **参考文献**

1）The New England Journal of Medicine. New Manuscripts：https://www.nejm.org/author-center/new-manuscripts

第15章 データクリーニングの基礎

Point

- 文字列と数値の変換は destring と tostring
- 変数作成は generate
- 変数の値の変更は replace
- 条件付けは if
- 時間に関する変数の変換は date
- 解析結果の記録は log ファイル
- コマンドの保存は do ファイル

第14章まではあらかじめ用意されたサンプルデータを解析してきました．しかし，臨床研究は自ら，データを収集し，加工して解析を行うことになります．本章では，解析前の基本的なデータクリーニングを学びます．

1 データの作成とStataへの読み込み

まず表計算ソフトなどで作成したデータをStataに読み込む方法を学びます．最初にデータを作成する際には，Excelのような表計算ソフトを使用します．

1) データ収集

データ収集は1行目に変数名を入力します（図15-1）．変数ごとに入力する文字や数字のルールを決めると後が楽です．例えば，日付は西暦で8桁で入力する（例 20100505），2値変数はわかりやすい変数名をつける（例 変数名 male として，男性は1，女性は0），連続変数は小数点の桁数を決めるなどいろいろあります．お勧めは変数名にもデータの中身（値など）にも，全角かな漢字を使用せず，半角英数字だけにすると操作が簡単です（ただし，変数名の最初に数字を付けることはできません）．また，自分で作成したルールを別ファイルや別シートなどに記載しておくとルールを忘れても簡単に思い出すことができま

2値変数はわかりやすい変数名に

1行目は変数名 →

id	male	agecat	height	weight	bmi	bmicat	dtbirthstr
1	0	40-59	161	49	18.903591	18.5-24.9	19600104
2	0	20-39	160	47	18.359375	<18.5	19860722
3	1	60-79	176	64	20.661158	18.5-24.9	19520110
4	1	40-59	168	56	19.84127	18.5-24.9	19741105
5	1	60-79	168	74	26.218821	-25	19510608

連続変数は小数点の桁数を決める

日付は西暦で8桁で入力するなど決める

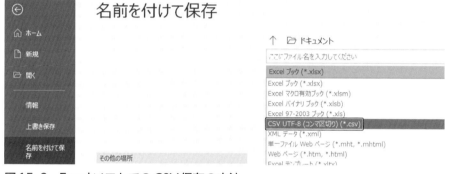

図15-1　データの入力例
変数名・データの中身ともに半角英数字だけにすると操作しやすいです．

図15-2　ExcelソフトでのCSV保存の方法

す．なお，臨床で用いられるスコアを算出する場合，スコアを計算した結果を入力するのではなく，スコアに用いられるデータを入力し，Stata上で計算した方が簡単ですし，後で分けて使いたいときなどにも便利です．

2）ファイルの保存形式

ファイルの保存形式はCSVファイルをお勧めします．CSVとはcomma separated valuesの略です．表計算ソフトでは見た目上セルで区切られていますが，CSV形式で保存するとデータ上は値ごとにカンマ（，）で区切られています（コラム10参照）．CSVファイルは互換性が高く，さまざまなソフトで読みとることができます．ExcelソフトでCSV形式として保存する場合は，**図15-2**のように保存形式を選択してください．Stataのバージョン16以降ではSPSSやSASのファイルも読み込むことができます．

3）データの読み込み

作成したファイルをStataに読み込みます．実際の手順は**課題20**で解説します．読み込み方はコマンドでもクリック操作でも可能ですが，今回はクリック操作を紹介します．

2 データの加工

　データを読み込んだ後，すぐに解析はできません．データクリーニングをして解析できる構造にします．代表的なデータクリーニングとして，まず下記の3つがあります．これらの詳細や具体的な手順は **課題 21** ～ **課題 25** で解説します．

- **文字列と数値の変換**

　データ解析に用いるためには，文字列が数値として認識されるよう，変換する必要があります．反対に数値を文字列に変換することもあります．

- **変数の作成と値の変更**

　既存の変数から新たに変数を作成します．作成された変数の値を変更します．

- **文字列変数を日付変数に変換**

　文字列で読み込まれた日付の変数はこのままでは計算できないので，日付変数に変換する必要があります．

　そのほかに使えるコマンドとしては下記もあります．これらは **課題 26** **課題 27** で解説します．

- **不要な変数の削除**

　作成した変数で解析に使用しない変数が出てきます．その変数をデータから削除します．

- **同じ行の最大・最小を抽出**

　同じ行のなかの複数の変数のなかで最大値や最小値を抽出した変数を作成します．

3 解析結果の記録とコマンド保存

- **解析結果の記録（log ファイル）**

　出力画面に表示された解析結果を記録したファイルを作成します．詳細については **課題 28** で解説します．

- **コマンドの保存（do ファイル）**

　必要なコマンドを保存して再現性を担保します．詳細は **課題 29** で解説します．

課 題

課題20 CSV ファイルを読み込む

課題21 性別，身長，体重の変数を文字列から数値に変更する

課題22 性別の変数を数値から文字列に変更する

課題23 性別の変数を使って，female という新しい変数を作成する

課題24 身長「height」と体重「weight」から bmi2 という新しい変数を作成する

課題25 生年月日の文字列変数「dtbirthstr」から数値の変数「birthday」を新しく作成する

課題26 変数「bmi2」を削除する

課題27 同一行の複数の変数のなかで最大値を特定し，その値を新たな変数とする

課題28 解析結果を記録する

課題29 コマンドを保存する

課題 20 | CSVファイルを読み込む

❶メニューバーのファイルから「インポート」→「テキストデータ（デリミタ, csv等）」を選択.

❷「インポートするファイル」で読み込みたいデータを選択します. ここでは, ダウロードしたサンプルデータの「sample.csv」を使いましょう.

❸「テキストのエンコード」は "UTF-8" を選択.

❹「プレビュー」の枠内の任意の場所で右クリック→ "すべて選択" を選択.

❺再度「プレビュー」内で右クリック→ "文字列型を強制的に選択" を選択.

❻設定が終わったら, "OK" をクリック.

❼データを確認し, 問題なければメニューバーの「ファイル」より保存（保存の形式は「.dta」です）.

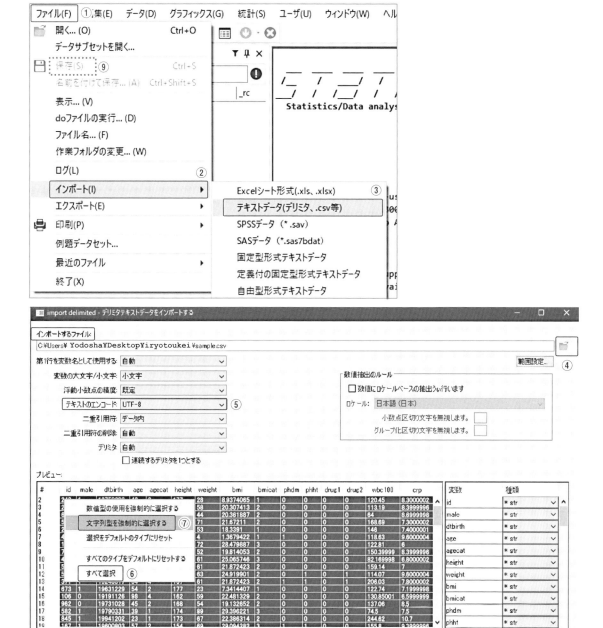

図15-3 データ読み込みのメニュー操作と設定

課題 21　文字列と数値の変換①
性別，身長，体重の変数を文字列から数値に変更する

　課題20ですべての変数を文字列変数として読み込みました．そのまま数値として使える変数（例：年齢，身長，体重）まで文字列として読み込んでいます．数字だけれども，0からはじまる変数（ID，日付，郵便番号，電話番号）は，数値として扱うわけではないので文字列のままにしておいた方が安全です．しかし，数値にして解析に用いる変数は文字列から数値に変換しなければいけません．

　まずは変数を見てみましょう．第5章で使用したbrowseというコマンドを使って1行ずつ見ることができます．変数を指定すると指定した変数のみを見ることができます．

```
browse male height weight
```

　文字列の場合は赤字，数値は黒字，カテゴリのラベルは青字であらわされるのでしたね．ここではmale, height, weightのデータ全てが赤字になっているはずです（**図15-4 Ⓐ**）．文字列変数を数値変数に変換するコマンドは「destring」です．変数のデータの中身に数字以外の文字が入っている場合は実行できません．構文は下記です．

```
destring 変換する変数名, replace
```

　replaceは文字列変数を数値変数にそのまま置き換えます．変数「male」「height」「weight」を数値変数に置き換えてみましょう．

```
destring male, replace
destring height, replace
destring weight, replace
```

　変換したことを確認しましょう．下記のコマンドでデータビューを確認し，各変数のデータが黒くなっていれば成功です（**図15-4 Ⓑ**）．

```
browse male height weight
```

---

memo generate と replace

　　オプションは「replace」のほかに「generate」（新規変数名）を使うことがあります．このオプションコマンドは，元の変数は文字列のまま，数値として新しい変数でを作成します．

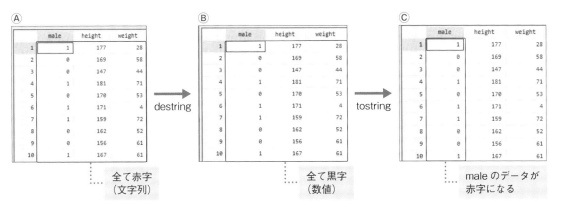

図 15-4　変数の文字列，数値への変換

課題 22　文字列と数値の変換②
性別の変数を数値から文字列に変更する

課題21 では文字列を数値に変換しましたが，逆に数値変数を文字列変数に戻すこともできます．コマンドは「tostring」です．構文はdestringと同じです．

```
tostring 変換する変数名, replace
```

先ほどの変数「male」を数値変数から文字列変数に戻してみましょう．

```
tostring male, replace
```

変換したことを確認しましょう．下記のコマンドでmaleのデータ（1と0）が赤くなっていれば成功です（図15-4ⓒ）．

```
browse male height weight
```

課題 23　変数の作成と値の変更①
性別の変数を使って，female という新しい変数を作成する

サンプルデータには変数「male」とは別に，変数「性別」があり，ここには，「男性」と「女性」という文字列が含まれています．変数「性別」から女性が1で男性が0のfemaleという変数を作成してみましょう．

変数を新しく作成するにはgenerateを使用します．

```
generate 新変数名 = 数値
```

femaleという変数を作成するには下記の通りです.

```
generate female =.
```

ピリオド「.」は欠損値をあらわします. まずは "female" という変数名だけを作成して, データの中身はこれから変換していくため, ここでは欠損値にしておきます. このコマンドでfemaleという変数ができました. この段階ではどの人もピリオド, つまり欠損値になっています.

続いて, 変数「性別」が女性の場合が1で, 男性の場合は0にしてみましょう. 値を置き換える場合はreplaceを使用します.

```
replace 変数名 = 数値 if 条件
```

状況によっては必ずしもif文は必要ではありません. 今回は変数名にfemale, 数値は女性なので1, 条件は変数データの中身が女性となっている場合なので, 下記のようになります.

```
replace female = 1 if 性別 == "女性"
```

if以降は変数「性別」が「女性」という意味です. if以降は必ずイコール「=」は2つ続けてください. Stataでは数値などを代入するときには「=」1つで, 比較をする場合には「==」のように=を2つ使います. 変数が文字列の場合はその値はダブルクォーテーションマーク「" "」で値をくくります.

同様に変数「性別」が「男性」の場合が0になるコマンドは下記となります.

```
replace female = 0 if 性別 == "男性"
```

変数ができたら, 確認してみましょう. 第7章で学んだtabulateでfemaleを見てみましょう (図15-5).

```
tabulate female, missing
```

female	Freq.	Percent	Cum.
0	459	45.90	45.90
1	541	54.10	100.00
Total	1,000	100.00	

図15-5 femaleを1として変数を作成した結果

課題 24　変数の作成と値の変更②
身長「height」と体重「weight」から bmi2という新しい変数を作成する

　続いて，身長「height」と体重「weight」からBMIを作りましょう．BMIは体重（kg）/〔身長（m）〕^{2}です．変数作成の際には，四則演算（＋，－，＊，/）とべき乗（^）なども使用できます．変数名をbmi2（ここでは**すでにbmiという変数が存在しているため同じコマンドだとうまく走りませんので，bmi2にしてください**）とすると，変数「身長」は単位がcmなのでmに変換するため，100でheightを割って，下記のようになります．

```
generate␣bmi2␣=␣weight/(height/100)^2
```

　できたら，データを確認しましょう．第8章で学んだsummarizeを用いましょう（図15-6）．

```
summarize␣bmi2,␣detail
```

```
                                 bmi2

            Percentiles      Smallest
     1%        1.473013             0
     5%        7.562173             0
    10%        14.84714       .610482     Obs              1,000
    25%        18.98056      .6242002     Sum of Wgt.      1,000

    50%        22.49964                   Mean            21.63645
                              Largest     Std. Dev.       6.158424
    75%        25.46568        37.8138
    90%         27.7545       38.06228     Variance        37.92619
    95%        29.41418        38.7584     Skewness       -1.038294
    99%        34.80831       39.67033     Kurtosis        5.053373
```

図15-6　BMIの変数作成の結果

　次にbmi2からやせ（＜18.5）と標準（18.5 24.9）と肥満（≧25）の3カテゴリに分けた変数「bmi2cat」を作成しましょう．カテゴリに分けるにはreplaceを使います．では，カテゴリを作成し，tabulateでデータの確認もしてみましょう．

```
generate␣bmi2cat␣=␣.
replace␣bmi2cat␣=␣1␣if␣bmi2␣<␣18.5
replace␣bmi2cat␣=␣2␣if␣bmi2␣>␣=␣18.5␣&␣bmi2␣<␣25.0
replace␣bmi2cat␣=␣3␣if␣bmi2␣>␣=␣25.0␣&␣bmi2␣!=␣.
tabulate␣bmi2cat,␣missing
```

結果は図 15-7 となります. if の条件の際は,不等号（>,<,>=,<=）や等しくない（!=）も使用できます. 欠損値は最大値に含まれるため（ここでは,≥25 のカテゴリに含まれるデータとして扱われる）,欠損値ではないことを条件に含める必要があります. 条件を 2 つ以上つなげる際には「&」と「|」で条件を並べます.「&」は複数の条件を満たす,いわゆる and です.「|」は複数の条件のいずれかを満たす,いわゆる or です. generate と replace を上手に組み合わせることで,臨床で用いられるスコアの変数を作成することができます.

bmi2cat	Freq.	Percent	Cum.
1	219	21.90	21.90
2	492	49.20	71.10
3	289	28.90	100.00
Total	1,000	100.00	

図 15-7　BMI のカテゴリ作成の結果

<table>
<tr><td>課題
25</td><td>文字列変数を日付変数に変換
生年月日の文字列変数「dtbirthstr」から
数値の変数「birthday」を新しい変数を作成する</td></tr>
</table>

　入院日,退院日や生年月日などの**日付の変数は文字列として読み込みましょう. Stata が日付と認識せず,日付同士の計算ができなくなってしまいます.** 例えば,2020 年 5 月 5 日は 20200505 と入力してありますが,日付変数を数値として読み込むと 20200505 という数字（2,020 万 505 という数）となります. 日付として Stata が認識し,処理できるようにするには文字列で読み込んだうえでコマンド「date」を使用します. 生年月日の文字列変数「dtbirthstr」から数値の変数「birthday」を作成しましょう.

```
generate birthday = date(dtbirthstr, "YMD")
```

「date（日付にしたい文字列変数,"YMD"）」で,文字列変数を年月日の日付変数に変更します. このあと変換したデータを見てみましょう.

```
browse dtbirthstr birthday
```

　結果は**図 15-8 Ⓐ**です. birthday のデータが黒字で表示され数値の変数として読み込まれたことが確認できます. しかし,dtbirthstr のデータと一致していません. Stata の日付の基準は 1960 年 1 月 1 日で,値は 0 です. 1960 年 1 月 1 日以降は正の整数で,それ以前は負の整数として表示されます. 例えば,1960 年 1 月 2 日は 1 で,1959 年 12 月 25 日は −7

です．このままでは日付をあらわしているかどうかわかりにくいので，見た目を日付に変えましょう．変えるコマンドは下記です．

```
format birthday %tdCCYYNNDD
```

「format」は表示を変えるコマンドです．「% tdCCYYNNDD」は西暦，年月を8桁表示するという意味です．%tdは日付，CCは世紀，YYは西暦（年）の下2桁，NNは月，DDは日をあらわしています．これで，19600101のように入力したときと同じ見た目のデータに戻せます．再度データを見てみましょう．

```
browse dtbirthstr birthday
```

dtbirthstr（赤字）とbirthday（黒字）が同じ値で表示されましたね（図15-8 Ⓑ）.

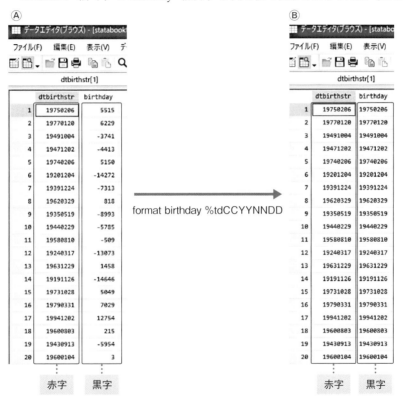

図 15-8　日付の表示の変更

ここまでくると日付変数の計算ができます．なお，この値の単位は日数です．

次に同様に入院日も文字列変数「dtadmstr」から数値の変数「admday」に変換してみましょう．

```
generate admday = date(dtadmstr, "YMD")
format admday %tdCCYYNNDD
browse dtadmstr admday
```

admdayが黒字で，dtadmstrと同じ値で表示されていれば成功です．

では，入院時の年齢をadmageという変数として作成してみましょう．コマンドは下記です．

```
generate␣admage␣=␣int((admday-birthday)/365.25)
browse␣age␣admage
```

もともとCSVファイルに入力されている年齢（age）と作成した変数（admage）が一致したら成功です（色は両方黒です）．入院日から生年月日を1年の日数で割ると年齢になりますが，うるう年が4年に一度あるため，365.25で割ります．intはその計算結果の整数部分（小数点以下を切り捨てた数）を表す機能です〔intはinteger（整数）の略です〕．

課題 26 不要な変数の削除
変数「bmi2」を削除する

不要な変数を作成した場合，削除する必要があります．変数を削除するにはdropというコマンドを使います．

```
drop␣削除したい変数名
```

bmi2を削除する場合は下記となります．

```
drop␣bmi2
```

コマンドを実行したら，画面右上の変数リストからbmi2が消えていることを確認してください（**図15-9**）．

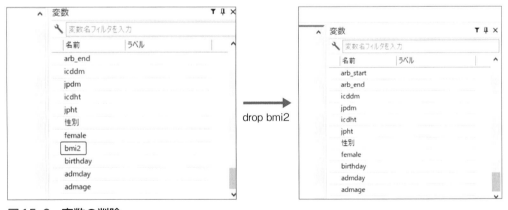

図15-9　変数の削除

課題 27	同じ行の最大（最小）を抽出 **同一行の複数の変数のなかで最大値を特定し， その値を新たな変数とする**

　同じ行のなかの，複数の変数でどれが最大（最小）かを探し出すコマンドがあります．
構文は下記です．

```
egen 新変数名 = rowmax(比較したい変数を半角スペースで羅列)
```

　最小の場合はrowmaxを「rowmin」にします．egenは変数を作成する際の拡張コマンド
です．egenは拡張機能を有した変数を新規作成するコマンドで，rowmax以外にもさまざ
まな機能があります．詳細は第16章のコマンド「help」で「egen」を検索してください．
　では，ここではわかりやすいように例としてheight, weight, admageのなかで最大の
値を抽出し，saidaiという変数を作成してみましょう．

```
egen saidai = rowmax(height weight admage)
```

　できたら確認しましょう．

```
browse saidai height weight admage
```

　いずれの行も身長の値が最大であるためheightとsaidaiが一致していれば，成功です
（図15-10）．

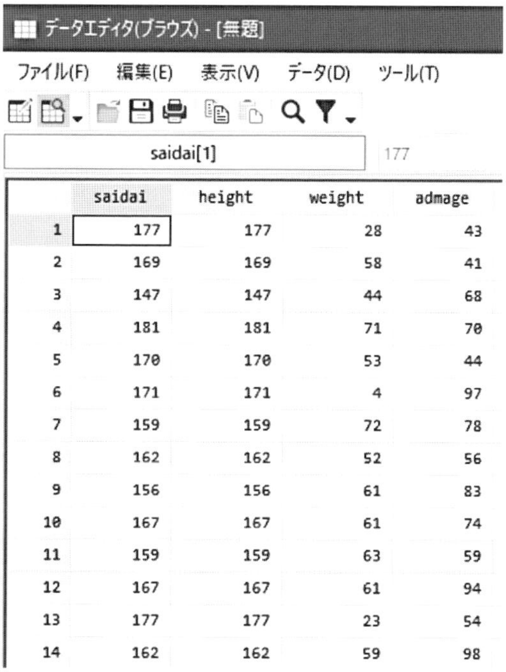

	saidai	height	weight	admage
1	177	177	28	43
2	169	169	58	41
3	147	147	44	68
4	181	181	71	70
5	170	170	53	44
6	171	171	4	97
7	159	159	72	78
8	162	162	52	56
9	156	156	61	83
10	167	167	61	74
11	159	159	63	59
12	167	167	61	94
13	177	177	23	54
14	162	162	59	98

図15-10　最大値の抽出と新変数作成

<table>
<tr><td>課題
28</td><td>logファイル
解析結果を記録する</td></tr>
</table>

　解析をした結果を学会発表や論文にするのに図や表にします．Stataを終了せずに図表を作成するまで解析した結果はずっと表示させとくわけにもいきません．解析結果は保存して別なファイルに保存しておくと便利です．このファイルを**logファイル**といいます．logファイルでは，記録開始と記録終了を設定します．ここではStataがインストールされていなくても，ファイルを開くことは可能な設定を紹介します．

1）記録の開始

❶メニューバーのログアイコンをクリック．

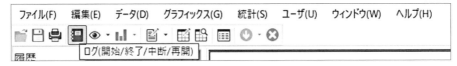

図15-11　logファイルの記録のメニュー操作

❷「ファイルの種類」を"ログ（*.log）"に変更し，ファイル名は適当な名前に変えて「保存」をクリック．

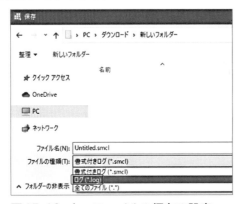

図15-12　logファイルの保存の設定

❸図15-13のような出力画面が出てきます（全く同じ画面ではありませんが，「"　"」でくくられている個所などは保存先やファイル名などによって異なります）．これ以降は出力画面に出てくる結果はエラーも含めて記録されます．

```
. log using "C:\Users\Desktop\iryotoukei\Untitled.log"

      name:  <unnamed>
       log:  C:\Users\Desktop\iryotoukei\Untitled.log
  log type:  text
 opened on:  4 Dec 2020, 20:24:02
```

図15-13　記録開始時の出力画面

2) 記録の終了

・コマンドで入力する場合

```
log close
```

・クリック操作の場合

❶解析が一通り終わり，結果を保存したいときは，再度メニューバーのログアイコン（図
15-11）をクリック.

❷「現在のログを終了する」を選択し，OKをクリック.

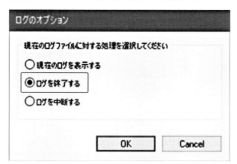

図15-14　logファイルの記録の終了

❸下記のような出力画面が表示されます.

```
. log close
      name:  <unnamed>
       log:  C:\Users\Desktop\iryotoukei\Untitled.log
  log type:  text
  closed on:  4 Dec 2020, 20:35:53
```

図15-15　記録の終了時の出力画面

❹保存を指定した場所にファイルが保存されています.

3) ファイルを開く

　　　保存されたファイルはダブルクリックで開きます. アプリケーション「メモ帳」（Mac
では「メモ」あるいは「テキストエディット」）などのテキストエディタで開くことができ
ます.「メモ帳」は通常，最初からインストールされています.

<table>
<tr><td>課題
29</td><td>doファイル
コマンドを保存する</td></tr>
</table>

　　臨床研究は言うまでもなく「研究」です．解析結果には再現性を担保しなくてはなりません．このため，解析コマンドを記録する必要があります．また，同じ結果でも少し変数を変えて同じ解析を行いたい場合などがあります．最初からコマンドを打ち直すのも大変ですし，覚えていない可能性もあります．コマンドを残すファイルを**doファイル**といいます．慣れてくると，doファイルにコマンドを書いて実行するということもできます．doファイルはアプリケーションを選択すれば「メモ帳」で開くことも可能です．

1) 開始

❶メニューバーの新規doファイルのエディタアイコンをクリック.

| ファイル(F) | 編集(E) | データ(D) | グラフィックス(G) | 統計(S) | ユーザ(U) | ウィンドウ(W) | ヘルプ(H) |

図15-16　doファイルの保存のメニュー操作

❷doファイルが出現します.

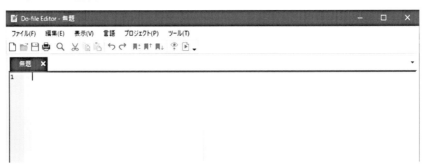

図15-17　doファイルの表示

2) 記録

　　Wordファイルと同じように，コマンドを入力し保存ができます．

3) doファイルからのコマンドの実行方法

　　doファイルに保存したコマンドは以下のどちらかで実行することができます．
　　① 該当の個所をコピーして，Stataのコマンド入力画面に貼り付けて実行する
　　② 該当の個所を選択して，キーボードで「ctrl」＋D（Macでは「command」＋D）を
　　　押す

4）注意点

　　doファイルでは文字に色がついています．初期設定では，黒色，青色，緑色で表示されますが，緑色はコマンドを実行しても読み込まれない文字です．例えば，自分のメモなどを入れる際に緑色にします．緑色の文字にするには「＊」を行の先頭につけるか，読み込みたくない箇所の先頭に「/＊」，最後に「＊/」をつけます（図15-18）．例えば，「重回帰分析」をコマンドとして入力すると，エラーが出ますが，「＊重回帰分析」と入力するとエラーが出ません（図15-9）．

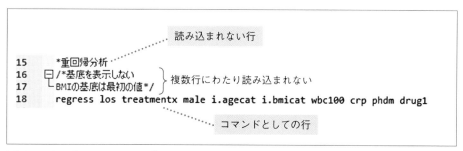

図15-18　doファイルの読み込まれない文字

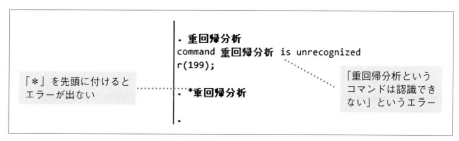

図15-19　doファイルのコマンドのエラー表示

5）doファイルの再読み込み

　　ファイルを一度閉じて再度開きたい場合は，メニューバーの「ファイル」→「開く」をクリックし，該当のファイルを選択します．

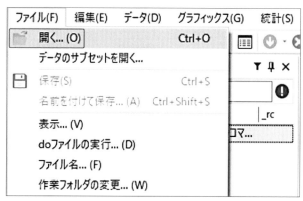

図15-20　doファイルの再読み込み

コラム⑩
データの保存形式と文字コード

データの保存形式 ～CSVがおすすめ！

第15章ではCSV形式でファイル形式を保存するということを紹介しました．第15章で述べた通り，CSVは「comma-separated values」の略で，値をカンマ「,」で区切られたファイル形式です．図Ⓐのように値とカンマで構成されています．

CSVファイルはExcelで読み込むとカンマ「,」は消え，セルごとに値が記載されます（図Ⓑ）．Excelファイルで読み込んでしまえば，見た目は普通のExcelで作成したデータと違いはありません．では，Excelファイルとの違いは何でしょうか．

CSVファイルの最大の特徴は**互換性が高い**ことです．Excelだけでなく，メモ帳やWord，統計ソフトなどさまざまなアプリケーションで開くことができます．互換性が高いので，読み込みにエラーが少ないです．しかし，CSVファイルは文字とカンマで構成されている単純なファイルなので，セルに色をつけたり，計算式をあてはめることはできません．

一方で，ExcelファイルはExcel特有の機能を備えています．セルに色をつけたり，式をあてはめて計算できます．ただし，この機能を維持したままExcel以外のアプリケーションで読み込むことは難しいです．

Excelファイルでも Stata はデータを読み込むことはできますが，行や列がずれたりすることがありますので，互換性の高さという点ではCSVファイルの方が安全といえます．データを収集するときは，Excelなどを用いて収集した結果をCSV形式で保存することをお勧めします．

Ⓐ CSV

```
id,male,age,bmi
111,1,60,23
112,0,45,19
113,1,,26
```

Ⓑ Excel

	A	B	C	D
1	id	male	age	bmi
2	111	1	60	23
3	112	0	45	19
4	113	1		26

図Ⅰ　CSVのデータ構成とExcelでの読み込み

文字コード 〜UTF-8がおすすめ！

　文字が含まれているファイルを開いたら，「æ–‡å––åŒ–ãʼ」や「諢�ｭ怜喧繧�」と英語とも日本語ともいえない文字が出現したことはありませんか．これは「文字化け」という現象です．文字は字形そのものを画像や図形としてデータ化するとデータ量が多くなるため，各文字に短い識別番号を決めて，数字の列として文字を表現することにしました．この数字の列と文字の対応関係を定めた決まりを文字コードといいます．そして，漢字などの数が多い言語では，文字コードの形式が複数あります．このため，特定の文字コードで記録したファイルを別の文字コードで読み込むと文字化けが起こります．代表的な文字コードはShift_JISとUTF-8です．Shift_JISはWindowsが標準の日本語文字コードとして採用され，Excelで広く普及し，標準の文字コードとして使用されています．一方，UTF-8はさまざまな言語の文字を扱える文字コードで世界的に最も普及しています．例えば，Shift_JISで「あ」は「82A0」，UTF-8では「あ」は「E38182」とコードされているため，Shift_JISで作成した「あ」という文字は，UTF-8で読み込むと「あ」にはならず「��」という結果になります．

　どの統計ソフトでもいえることですが，データにかな漢字が入っていると文字コードの問題は避けて通れません．CSVファイルの文字コードも世界で最も普及しているUTF-8で保存することをお勧めします．ちなみに，Excelでは「CSV UTF-8」の保存形式以外にも「CSV」という保存形式を選択できます．「CSV」の保存形式は，文字コードがShift_JISで保存されるので注意してください．一方で，英数字のみのデータは文字コードをさほど気にする必要がありません．そのため，データは変数名を含め，できるだけ英数字だけを用いて入力する方が，文字コードのトラブルを避けられます．

　ちなみに，コラム4で円マーク（¥）の代わりにバックスラッシュ（\）を入力してもよいと述べましたが，この理由はこの2つの文字に同じ文字コードが割り当てられているからです．

第16章 Stataを使いこなすために

Point
- Stataのヘルプ機能を使いこなす
- 海外・日本のWebサイトを利用する

　皆さん，ここまで本当にお疲れさまでした．第15章まで一通りの課題が終了すれば，Stataを使った基本的な統計解析をマスターできたことになります．もちろん，本書では十分に扱えなかったデータクリーニングや，より発展的な統計解析手法もあります．しかし，ここまで到達できた皆さんは，ご自身でさらに学習ができる力もついていると思います．本章では，さらにStataを使いこなすためのヒントを紹介したいと思います．

1　Stataのヘルプ・マニュアルを利用する

　Stataは実はかなり親切な統計ソフトです．

```
help□コマンド名
```

```
help□キーワード
```

とすると，コマンドに関しては詳細なマニュアルが表示されます．また，コマンド名以外にも統計手法の名前などのキーワードを入力すると関連するコマンド等をインターネットなどから探してきてくれます．

　コマンド「help」は，かなり詳細な情報を提供していますが，英語で記載されているためになかなか取っつきにくいと思います．そこで，helpコマンドの読み方のポイントがあるので知っておくとよいでしょう．logistic（Logistic回帰）コマンドを例にして説明します（図16-1）．

　まず，1行目がコマンド名とそのコマンドの1行説明です（図16-1 ⓐ）．

　次にSyntaxが記載されています（図16-1 ⓑ）．Syntaxでは，そのコマンドの使い方（構文）が表示されます．ここでは下記の通りです．

```
ⓐ [R] logistic — Logistic regression, reporting odds ratios
                (View complete PDF manual entry)


ⓑ Syntax

        logistic depvar indepvars [if] [in] [weight] [, options]

ⓒ   options                        Description
    ─────────────────────────────────────────────────────────────────────
    Model
      noconstant                   suppress constant term
      offset(varname)              include varname in model with coefficient constrained to 1
      asis                         retain perfect predictor variables
      constraints(constraints)     apply specified linear constraints

    SE/Robust
      vce(vcetype)                 vcetype may be oim, robust, cluster clustvar, bootstrap, or jackknife
```

ⓓ **Examples**

```
─────────────────────────────────────────────────────────────

Setup
      . webuse lbw

Logistic regression
      . logistic low age lwt i.race smoke ptl ht ui

Same as above, but use a robust estimate of variance
      . logistic low age lwt i.race smoke ptl ht ui, vce(robust)
```

図16-1　コマンド「help」で表示される画面

> `logistic␣depvar␣indepvars␣[if]␣[in]␣[weight]␣[,␣options]`

　まず，「logistic」がコマンド名です．これまで見てきた通り，logisticには下線を引いていないので，省略せずにコマンド名をすべて打つ必要があります．depvarはアウトカム変数1つ，indepvarsは調整変数（詳細はp.45 **表5-4** 参照）が複数投入できることを意味します．なお，depvarはdependent variable（従属変数），indepvarsはindependent variables（独立変数）の略です．次に出てくる［　］内は省略可能を意味します．logisticコマンドではif文などが使えることがわかります．「, option」はカンマ以降にオプションを入力できることを意味します．オプションは，分散のタイプの指定や信頼区間の幅の変更などを行うことができます．**図16-1** ⓒのようにオプションの詳細もコマンド「help」で確認できます．

　次に**Menu**です．ここはマウス操作で行う場合，どのメニューからたどればよいかがわかります．残念ながらメニューも英語ですが，比較的単純な単語なので推測できるでしょう．以降，さまざまなコマンドの詳細な説明がありますが，次に注目してほしいのが**図16-1** ⓓの**Examples**です．ここには具体的なコマンドの使用例がたくさん載っています．

　たくさんのコマンドの説明を読むよりもExamplesに示されたデモデータを使用して実際にコマンドを動かしてみる方が理解が早いこともしばしばあります．logisticコマンドの

ような基本的なコマンドにはVideo examplesもあります．Video examplesn にはYoutube
のリンクが記載されており，実際に動画でコマンドの使用方法を学習できます．

> **memo** **if文，in文，weight文**
>
> if文は，例えばif male==1 のように指定して男性のみのデータでコマンドを実行します．
> in文はあまり使用しませんが，例えばin 1/50とすると先頭50行のデータのみを使ってコマンド
> が実行できます．
> weight文は，例えばInverse probability of treatment weighting（IPTW）法という傾向スコ
> ア分析などで重みづけをした解析で使用されます．かなり発展的な使い方になります．

2 | 海外のWebサイト

　欧米の大学ではStataを統計の授業の標準ソフトに採用していたりするため，情報が充実
しています．なかでも下記webサイトは活発に情報を提供しています．
- カリフォルニア大学ロサンゼルス校（UCLA）のwebサイト
  https://stats.idre.ucla.edu/stata/
- Stataの公式webサイト
  FAQ　　　：https://www.stata.com/support/faqs/
  フォーラム：https://www.statalist.org/forums/
- StataのYouTube公式チャンネル
  https://www.youtube.com/user/statacorp

3 | 日本のWebサイト

　これまで示してきた通り，英語を中心としたStataの情報はとても多いのですが，日本語
での情報はまだまだ少ない印象です．Stataの日本での代理店になるLightStone社のホー
ムページには，日本語書籍の紹介ページがあります．

　https://www.lightstone.co.jp/stata/book.html

　ここには，ブログや，FacebookやSlackなどの日本語ユーザーグループのコミュニティ
の紹介もあります．Facebookの「STATAによる医療統計・疫学を語ろう」や，Slackの
「Tokyo.Stata」というグループがあり，ここではStataの使用上の疑問をユーザー同士がお
互いに日本語で解決し合うことができます．

おわりに

　　ハワイでの発表が，無事に終わったF先生，M先生と一緒にステーキを食べながらA先生にビデオ通話で報告中です．

 F先生　「無事発表終わりました」

 A先生　「おお．よかったよ」

 M先生　「A先生が与えた課題のおかげだね．F先生もよく頑張りました．あっという間にできるようになったね」

 F先生　「必要な解析手法と，その実際の手順まで教えてもらったのでとてもわかりやすかったです．次は，また違う臨床研究をしてみよう思います．1つ研究したら次々に湧いてきているんです．今後は，疾患Bでリハビリのタイミングの違いによる成績の比較をしたいと考えています．また，よろしくお願いします」

 M先生，A先生　　「すばらしい！！」

 F先生　「M先生，今度はぜひパリに」

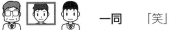 一同　　「笑」

 M先生　「パリの前に，まずはこの研究を論文にするんだぞ」

 F先生　「あっ…」

索引

コマンド・オプション

あとがき

　最後までお読みいただきありがとうございました．序にも記載しましたが，本書は実際に著者らが行っている「やさしい臨床研究セミナー」を1つの形にまとめたものです．内容は，初学者がはじめて臨床研究をするために最低限必要なことに絞り，初学者が抱く疑問や陥りやすいポイントをなるべくわかりやすくまとめるように努めました．

　そして，ここまで読んでいただければStataの基本も覚えていただけたと思います．1コマンド1行で，コマンドがとてもシンプルに記載できます．また，クリック操作の結果がコマンドとして表示されるため，コマンドも自然に覚えることができます．さまざまな統計ソフトがあり，それぞれ特徴がありますが，はじめて統計ソフトを触る医療従事者には一番ハードルが低いと思い，Stataを本書で採用しました．

　読んでいただいた通り，多くの統計学の教科書に記載されてある内容など大胆に削った部分もあります．そのため本書ですべてが身につくわけではありませんし，どんな研究もできるようになるわけではありません．ただ，臨床研究や統計に対する抵抗が少し和らいだのではないでしょうか．

　これまでの統計手法では扱うことが難しかった課題を克服するために，新しいより高度な手法が開発されています．本書にその高度な手法の解説はありませんが，本書を読めば，臨床研究に必要な基礎的知識や統計に関連する言葉の意味を理解し，自ら新たな手法も調べることができるようになっているはずです．ぜひ，この本を通して研究に慣れてきたら，高度な手法にも挑戦していただきたいと思います．

　本書をきっかけに，多くの方々が臨床研究に対して感じている障壁を取り払い，研究の第一歩を実際に踏み出すことで，より科学に裏付けされた医療の発展に寄与できれば，幸甚です．

　本書の執筆にあたり，沖縄県立中部病院腎臓内科の秌田善彦先生，TXP medical 株式会社CSOの後藤匡啓先生，がん研究会有明病院大腸外科の坂本貴志先生，藤田医科大学小児科の鈴木孝典先生，東京大学大学院乳腺内分泌外科学の小西孝明先生には貴重なご意見をいただき，ありがとうございました．また，セミナーを受講してくださった皆さま，セミナーでチューターとして協力していただいた東京大学臨床疫学・経済学教室の有志の皆さまのアドバイスがなければ本書は完成しませんでした．改めて感謝いたします．

　最後になりますが，本書出版にあたりきめ細やかなご支援をいただいた羊土社編集部の遠藤氏と森氏に厚く御礼申し上げます．

2021年8月吉日

道端伸明，麻生将太郎，藤雄木亨真

著者プロフィール

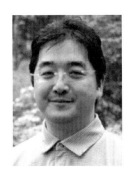

<small>みちはたのぶあき</small>
道端伸明

東京大学大学院医学系研究科ヘルスサービスリサーチ講座 特任助教.

小児科専門医, 臨床疫学上席専門家, 公衆衛生学修士 (MPH), 医学博士

専門分野:小児科学, 思春期医学, 臨床疫学

略歴:1998 年 琉球大学医学部卒業. 沖縄県立中部病院にて初期研修. 成育医療研究センター思春期診療科医員などを経て, 2016 年より現職.

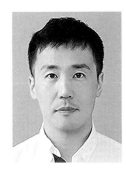

<small>あ そうしょう た ろう</small>
麻生将太郎

東京大学大学院医学系研究科生物統計情報学講座 特任助教.

救急科専門医, 集中治療専門医, 臨床疫学上席専門家, 公衆衛生学修士 (MPH), 医学博士

専門分野:救急医学, 臨床疫学

略歴:2008 年 信州大学医学部卒業. 総合病院国保旭中央病院, 亀田総合病院勤務, 臨床疫学・経済学特任研究員などを経て, 2020 年より現職.

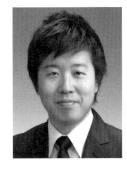

<small>ふじ お ぎ みちまさ</small>
藤雄木亨真

マサチューセッツ総合病院救急部 リサーチフェロー, 東京大学大学院臨床疫学・経済学 / 小児外科学.

外科専門医, 小児外科専門医, 内視鏡外科技術認定医 (小児外科分野), Annals of Clinical Epidemiology 編集委員

専門分野:小児外科学, 臨床疫学, オミクス研究

略歴:2008 年 埼玉医科大学医学部卒業. 東京大学医学部附属病院小児外科, 埼玉県立小児医療センター外科, 日本赤十字社医療センター小児外科勤務など経て, 2019 年より現職.

医療統計、データ解析しながらいつの間にか基本が身につく本

Stataを使ってやさしく解説

2021年10月　1日　第1刷発行
2024年　2月25日　第2刷発行

著　者　道端伸明，麻生将太郎，藤雄木亨真
発行人　一戸裕子
発行所　株式会社　羊　土　社
　　　　〒101-0052
　　　　東京都千代田区神田小川町2-5-1
　　　　TEL　　03（5282）1211
　　　　FAX　　03（5282）1212
　　　　E-mail　eigyo@yodosha.co.jp
　　　　URL　　www.yodosha.co.jp/

© YODOSHA CO., LTD. 2021
　Printed in Japan

ISBN978-4-7581-2379-2

装　幀　小口翔平＋阿部早紀子（tobufune）
印刷所　株式会社加藤文明社印刷所

本書に掲載する著作物の複製権，上映権，譲渡権，公衆送信権（送信可能化権を含む）は（株）羊土社が保有します．
本書を無断で複製する行為（コピー，スキャン，デジタルデータ化など）は，著作権法上での限られた例外（「私的使用のための複製」など）を除き禁じられています．研究活動，診療を含み業務上使用する目的で上記の行為を行うことは大学，病院，企業などにおける内部的な利用であっても，私的使用には該当せず，違法です．また私的使用のためであっても，代行業者等の第三者に依頼して上記の行為を行うことは違法となります．

JCOPY ＜（社）出版者著作権管理機構　委託出版物＞
本書の無断複写は著作権法上での例外を除き禁じられています．複写される場合は，そのつど事前に，（社）出版者著作権管理機構（TEL 03-5244-5088，FAX 03-5244-5089，e-mail：info@jcopy.or.jp）の許諾を得てください．

乱丁，落丁，印刷の不具合はお取り替えいたします．小社までご連絡ください．